우리가 몰랐던
백신의
놀라운 비밀

KOKAGANAIDOKOROKA CHOYUGAI! VACCINE NO WANA by Shunsuke Funase

Copyright ⓒ Shunsuke Funase 2014

All rights reserved.

Original Japanese edition published by EAST PRESS CO., LTD.

Korean translation copyright ⓒ 2021 by Joongang Economy Publishing Co./

Joongang Life Publishing Co.

This Korean edition published by arrangement with EAST PRESS CO., LTD., Tokyo,

through Honnokizuna, Inc., Tokyo, and Korea Copyright Center Inc., Seoul

이 책은 ㈜한국저작권센터(KCC)를 통한 저작권자와의 독점계약으로

중앙생활사에서 출간되었습니다.

저작권법에 의해 한국 내에서 보호를 받는 저작물이므로

무단전재와 복제를 금합니다.

우리가 몰랐던
백신의
놀라운 비밀

후나세 슌스케 지음 | 김경원 옮김

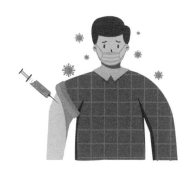

U 중앙생활사

'백신'을 맞아서는 안 된다!

"백신의 정체는 '생물학무기'다."

이렇게 말하면 대다수의 사람이 반발할 것입니다. 귀를 의심하기보다 반사적으로 이 책을 탁 덮고 내동댕이치겠지요.

그렇지만 꼭 읽어보세요. 우리는 이제까지 몇 번이나 믿어온 것에 배신을 당했습니다. 동일본대지진이 일어났을 때 원자력 발전 사고도 그랬지요.

마찬가지로 백신도 우리의 '상식'을 180도 뒤집습니다.

"인플루엔자 백신은 안 듣습니다."

"바이러스를 배운 사람에게는 상식입니다."

국립공중위생원(현재 국립보건의료과학원) 감염증 실장을 지냈던 모리 히로코(母里啓子) 의학박사는 이렇게 딱 잘라 말합니다.

당신이 알던 '상식'은 더욱 무너지겠지요.

'효과가 없는 백신을 왜 정부는 권할까? 신문에는 '효과가 없

다'는 말이 한마디도 나오지 않는다. 텔레비전에서도 보도하지 않는다. 그런데 왜⋯⋯?'

당신의 혼란과 의문이 더욱 강해질 것입니다.

많은 사람에게 이 책의 내용은 처음 듣는 얘기일 것입니다. '설마 그럴 리가!' 하며 놀라겠지요.

"그런 무서운 이야기는 듣고 싶지 않아요!"

그러지 마세요. 이 책에서 손을 떼고 싶더라도 페이지를 넘겨 주세요.

"모르는 것은 죄다. 알려고 하지 않는 것은 더 나쁜 죄다."

이 경구는 '모르는' 것이 얼마나 위험한지를 힘주어 이야기하고 있습니다.

'아는' 것은 곧 '사는' 것입니다. 거꾸로 말하면 '모르는' 것은 '생명의 위험'과 직결되지요. 때로는 죽음이라는 참극으로 당신을 잡아끌 수도 있습니다.

이 책에서 다루는 '백신의 비밀'도 '모르는 일'이 곧장 생명과 연관됩니다. 이 책은 당신을 비롯해 사랑하는 가족이 백신의 부작용으로부터 안전하도록 하기 위한 가이드북입니다.

이 책을 통해 분명히 밝히고 있는 점은 다음과 같습니다.

백신은 '극약' - 생명의 위험이 있을 수도 있는 독물!

100종이나 되는 '유해성분'을 포함하고 있다 - 알맹이는 '독물

엑기스'

'후유증', '사망'이 속속 발생 - 정부도 매스컴도 숨기고 있다!

감염증을 막는 것은 불가능하다 - 과학적 근거가 일절 없다!

백신은 '생물학무기' - 참된 목적은 환자의 대량생산!

'짐승의 피'로 만들어지다 - 원숭이, 소, 돼지, 말, 쥐 등이 원재료!

자궁경부암 백신은 거짓 - 바이러스는 관계없다고 미국식품의약
국이 공표!

불임제로 '단종(斷種)'시킨다 - 자궁경부암 백신의 참된 목적!

소아마비(폴리오) 백신 - 32년 동안 환자가 제로인데도 강행!

일본뇌염 백신 - 1년에 환자 3명, 부작용 리스크는 1억 배!

디프테리아 백신 - 접종으로 환자가 3천 배 폭발적으로 증가!

종두(種痘)가 '천연두'를 대유행시켰다 - '제너(Jenner) 신화'의 날조!

'발달장애'의 원인이 되기도 - 접종으로 ADHD가 317% 증가!

'인공 바이러스'라는 자작극 - 에이즈, 사스(SARS), 조류인플루엔
자의 진실!

환자를 대량생산하거나 단종시키려는 목적이라니, 그저 아
연실색할 따름이겠지요. 그러나 지구를 지배하는 한 줌밖에 안
되는 '그들'은 당당히 이 계획을 채택하고 오늘도 남몰래 어둠
속에서 일을 벌이고 있습니다.

백신의 3대 목적은 '감염시키기', '병에 걸리게 하기', '빨리

6

죽게 하기'입니다. 실로 생물학무기이며, 어린이들의 몸에 집어넣는 '시한폭탄' 그 자체입니다.

어질어질한 이야기인데, 결코 흘려들을 말이 아닙니다. 왜냐하면 '그들'은 우리를 인간으로 보지 않기 때문입니다. 마치 가축을 도살하는 것이나 진배없습니다.

우리는 이러한 음모에 동조해서는 안 된다.

우리는 맞서 싸우지 않으면 안 된다.

우리는 아이들의 미래를 지키지 않으면 안 된다.

이와 맞서기 위한 첫걸음은 '아는 것'으로 시작됩니다.

알면 '알수록' 우리는 강해집니다.

자, 그러면 책장을 넘겨주세요.

차례

1장
'자궁암 백신'의 진실

2장

효과 없는 '인플루엔자 백신'

3장
백신의 부작용과 배후

4장
백신을 '낱낱이' 밝히자!

5장

백신은 이렇게 탄생했다

6장
의료 마피아가 추진하는
'인구 삭감 계획'

7장
아이들의 생명과 미래를
지키기 위하여

1장

'자궁암 백신'의 진실

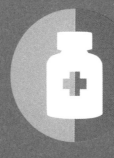

■ '자궁경부암'의 원인은 바이러스가 아니었다

"자궁경부암의 원인은 바이러스가 아니다."

이 말을 듣고 아연실색했을 것이다. 왜냐하면 이것은 미국식품의약국(FDA)의 '공식발표'였기 때문이다. 미국식품의약국은 일본의 후생노동성에 해당하는 미국의 정부기관이다. 그런데 미국식품의약국이 2003년에 이렇게 공식적으로 인정했다.

"인유두종 바이러스(HPV) 감염과 자궁경부암 증상 사이에는 인과관계가 없다."

"HPV는 위험한 바이러스가 아니다."

"감염당해도 자연스럽게 소멸하기 때문에 건강에 악영향을 미치지 않는다."

한마디로 미국 정부가 이렇게 인정했다는 말이다.

이러한 충격적 사실은 미국의 저널리스트 마이크 애덤스에 의해 밝혀졌다. 그러나 일본에서는 전혀 보도한 바가 없을 뿐 아니라, 도리어 전국적으로 자궁경부암 백신 접종을 권장해왔다.

자궁경부암 백신 접종을 공적으로 시작한 것은 2010년이었다. 2013년 4월에는 '정기 접종'으로 지정하여 비용은 국가와 자치단체가 부담했다. 대상은 13~16세 소녀들. 그녀들은 접종을 권장하는 자치단체의 '통지'를 받았다. 부모들은 '의무'라고 생각했다. 이렇게 이미 342만 명이나 되는 소녀들이 자궁경부암 접종을 받았다.

그런데 자궁경부암의 원인은 바이러스가 아니었다. 이 한 가지만으로 일본 정부와 거대 제약회사가 꾸민 음모는 일거에 무너져 내린다. 그들은 다음과 같은 논리로 자궁경부암 백신 접종을 강행해왔기 때문이다.

"자궁경부암은 바이러스 감염에 의해 발생한다."

"그러니까 소녀 시절에 백신을 접종해야 한다."

"그러면 바이러스의 면역이 생겨 암에 걸리지 않는다."

요컨대 처음부터 끝까지 '바이러스 원인설'을 대전제로 삼았던 것이다. 자궁경부암 백신의 접종 강행은 엄청난 거짓말과 속임수라는 범죄 행위였다.

의사 중에서도 바이러스 원인설을 부정하는 사람이 많다.

"자궁경부암 백신은 효과가 없습니다."

이렇게 단언하는 사람은 쓰루미(鶴見) 클리닉의 원장인 쓰루미 다카후미(鶴見隆史) 의사다.

"자궁경부암의 원인을 HPV라고 합니다만, 그건 새빨간 거짓 말입니다. HPV는 약한 바이러스이기 때문에 자궁경부암을 발생시킬 힘이 없어요. 이미 미국의 연구에서도 판명이 난 일입니다."

미국식품의약국과 완벽하게 견해가 일치한다.

미국의 텍사스주 주지사인 릭 페리는 재빠르게 자궁경부암 백신 접종의 의무화를 법률로 정했어요. 하지만 나중에 그가 제약회사 에서 막대한 헌금을 받은 사실이 탄로 났지요. 이 사실은 미국 전 체를 뒤흔드는 일대 스캔들이었습니다.

그러나 자궁경부암 백신은 '효과 없음'에 그치는 것이 아니 었다. 마이크 애덤스는 "오히려 백신이 자궁경부암 발생 리스 크를 44.6%나 증가시켰다"고 기록한 미국식품의약국의 내부 문서를 세상에 폭로했다.

이야말로 블랙 조크다. 부모는 모두 예방효과를 기대한다. 그 래서 5만 엔에 가까운 대금을 지불하면서까지 사랑하는 딸에 게 백신을 맞힌다. 그런데도 예방은커녕 '발암 효과'마저 있었 다니······.

한마디로 자궁경부암 백신의 정체는 '발암 백신'이다. 그것도 '44.6% 증가'라는 고위험으로 말이다.

■ 백신 '강제접종' 시대가 다가온다

마이크 애덤스는 이렇게 잘라 말한다.

자궁경부암 백신의 목적은 거대 제약회사의 이익이자 미국 정부가 계획 중인 각종 백신 '강제접종 정책'을 위한 땅고르기입니다.

백신은 100종류 가까운 독물의 혼합 엑기스다. 효과가 없다면, 결국은 독성만 있다는 뜻이다. 실제로 심각한 부작용이 사회문제로 떠오르고 있다. 그런데도 미국 정부는 전 국민을 대상으로 '강제 접종'을 실시하려고 한다.

이런 움직임은 세계 각국으로 번져나가고 있다. 물론 일본도 예외는 아니다. 젊은 비평가 그룹 THINKER는 "자궁경부암 백신은 세계적 규모의 생물학적 테러"라고 정면으로 고발한다.

나하고는 관계없다고 생각하는 남성도 있을지도 모릅니다. 그러나 세계의 움직임을 보고 있으면 그렇지는 않은 것 같습니다. 특히 최근에 보조제(adjuvant)를 첨가한 각종 신형 백신이 장기적으로 인체에 미친 영향에 대해서 불임증을 일으킬 수 있다는 말이 흘러나오고 있습니다. 자궁경부암 백신도 예외는 아닙니다. 과장으로 들릴지 모르겠지만, 백신 접종은 이미 인류의 존속과 연관된 문제로 보아야 합니다…….

일본에서는 2010년 8월에 후생노동성이 자궁경부암 백신 접종의 예산으로 150억 엔을 신청했다. 자민당의 미하라 준코(三原じゅん子) 참의원을 비롯한 여성의원이 추진 캠페인을 위해 동분서주했고, 각지에서 국가의 전액 부담을 요구하는 운동을 벌였다. 텔레비전에서는 여배우 니시나 아키코(仁科亞季子)가 딸과 함께 CF에 출연하여 백신 접종의 필요성을 절절하게 호소했다.

물론 이러한 활동은 선의에서 우러나온 진심이었으리라. 그러나 이제까지 서술한 대로 바이러스는 자궁경부암의 원인이 아니다. 그렇다면 접종 정책도, 접종 추진 캠페인도 밑바닥부터 무너질 수밖에 없다. 자궁경부암 백신을 둘러싼 소동은 단막짜리 희비극에 지나지 않는다.

지금도 부작용으로 심각한 후유증에 시달리는 사람들이 많다. 죽은 사람도 있다. 평화로웠던 가족을 어느 날 갑자기 잃은 부모의 슬픔은 상상할 수조차 없을 정도다.

이것은 국제적인 규모의 거대 음모이며 악질적인 사기 범죄

일 뿐 아니라 상해죄, 살인죄에 해당한다. 결코 허용해서는 안 된다.

■ 후유증이 진정 무섭다는 것을 알아야 한다

"후생노동성에 당신들은 '살인자'라고 말해주었습니다."

T씨는 이렇게 분노를 터뜨렸다. 딸 M씨(21세)는 자궁경부암 백신의 후유증으로 지금도 고통스러워하고 있다.

그녀는 내과에서 3회에 걸쳐 백신 접종을 받았다. 비용은 약 5만 엔. 영국의 거대 제약회사인 글락소스미스클라인(Glaxosmithkline)의 '서바릭스(Cervarix)'라는 약이었다. 왜 백신을 접종받을 생각에 이르렀을까?

"니시나 아키코 씨의 텔레비전 CF를 봤으니까요."

역설적이지만, 외동딸을 생각하는 마음이 화근이 되었다.

접종 후 곧장 이상한 증상이 M씨를 덮쳤다.

"팔은 칼날에 베인 것 같고, 머리는 망치로 두들겨 맞은 것 같다고 했어요."

처음에는 원인을 알 수 없어 정형외과를 찾아갔다. 그러나 이상한 점을 발견하지 못한 채 증상이 점점 심해졌다. 다음에는 뇌 질환을 의심하여 뇌 외과에 가서 MRI 같은 정밀검사를 받았지만, 역시 이상이 없었다. 의사들 모두 '모르겠다'는 말뿐이었다. 찾아다닌 병원만 열두 곳이나 된다.

팔의 통증, 격심한 두통, 고열, 코피, 어지럼증, 앉아 있는 것조차 힘들 정도의 나른함이 몰려왔다. M씨는 쇠약해져서 하던 일마저 그만둘 수밖에 없었다.

그녀의 집은 미야기(宮城)현에 있다. 동일본대지진으로 피해를 입었다.

"방사성 물질을 쐬었으니 백혈병에 걸린 것이 아닐까 생각했어요."

어느 날 T씨는 우연히 잡지를 읽다가 눈길이 딱 멈추었다. 《여성 자신》에 실린 〈자궁경부암 백신으로 자리보전〉이라는 기사였다. 거기에는 피해 소녀가 진술한 통곡의 수기가 실려 있었다.

T씨는 부르르 떨리는 몸을 가눌 수 없을 만큼 놀랐다. 수기에 쓰인 증상과 딸 M씨의 증상이 완전히 똑같았기 때문이다.

M씨도 백신을 접종하고 나서는 식사를 했을 뿐인데 온몸에 통증이 훑고 지나갔다. 이것도 자궁경부암 백신이 초래하는 부작용 중 하나다. 모든 음식에 알레르기를 일으킨 것이다.

"통증도 가려움도 참을 수 없어요. 쌀, 빵, 국수…… 모두 먹을 수 없게 되었습니다. 지금은 감자를 삶아 먹고 있어요."

M씨는 '이대로 평생 자리보전하며 살아가는 것은 아닐까' 매

일 두려움에 떨었다고 한다.

　　약이라기보다는 '독'이네요. 친구 딸도 피해를 입었어요. 일본에
　　서 이런 일이 일어나다니……. 너무 억울해서 아베 총리에게 편
　　지를 보냈어요. 하지만 감감무소식입니다.

　원인을 알고 나서 T씨는 M씨와 전국 각지의 병원을 찾아다녔
다. 두 사람은 의사들의 반응이 석연치 않다는 것을 알아챘다.
어느 내과에서는 "자궁경부암 백신 주사를 맞았더니……." 하고
말을 꺼내자마자 의사의 안색이 변하면서 태도가 일변했다.

　　얼굴도 제대로 쳐다보지 않고 말꼬리를 흐렸어요. 그리고 다른
　　날 다시 와 달라는 말을 듣고 집에 돌아왔지요. 분명히 그사이 제
　　약회사에 연락했을 겁니다. 다시 찾아가니까 '나한테도 딸이 셋
　　있는데 모두 백신을 접종했지만 부작용 없이 건강하답니다' 라더
　　군요. 의구심만 늘어갔어요.

　고민을 하다 하다 못한 두 사람은 '전국자궁경부암백신 피해
자연락회'에 연락하여 상담을 받았다.

　　다른 분들도 의사 선생님이 제대로 봐주지 않는다고 괴로워했어

요. 뒤에서 후생노동성이 손을 쓰는 걸까요? 부작용을 인정하면 제약회사가 보상금을 지불해야 하니까요. 57년 살아오면서 이 나라가 선진국이라고 믿어왔어요. 하지만 이제 보니 아주 후진국이에요. 겉으로는 멀쩡해 보이지만 속은 썩은 돈더미에 묻힌 인간으로 가득 차 있어요.

T씨의 말에서 참을 수 없는 분노의 심정이 전해진다.

울화통이 터져서 후생노동성에 전화를 했어요. '당신들은 사람 목숨을 구하는 일을 하는 줄 알았는데, 사람 죽이는 살인 공범자로군요' 하고 말했어요. '살인자'라고 똑똑히 말해주었지요. 그러나 아무런 대답도 없었어요. 그때 지지직 하는 소리가 나서 '혹시 녹음이라도 하는 겁니까?' 하고 물었더니, 흐지부지 얼버무리더군요. 아마 녹음해서 제약회사에 들려주는 것이 아닐까 해요. 기분이 더러워서 전화를 끊어버렸습니다.

마지막으로 T씨는 한숨 섞인 목소리로 이렇게 중얼거렸다.
"억울해요. 설마 정부가 '독주사'를 아이들에게 맞히라고 하다니, 상상도 못 했던 일이에요."

■ '백신의 총본산'인 후생노동성에 따져 묻다!

도대체 어째서 이렇게 무서운 것에 허가를 내주었을까. T씨 가족의 이야기를 후생노동성 건강국 결핵감염증과에 따져 물었다.

필자 백신 피해에 대한 구제 조치는 없는가? 후생노동성은 자궁경부암 백신을 권장하지 않았는가?

후생노동성 구제 대상은 예방접종법에 따른 '정기 접종'에만 해당한다. 지금 상담하는 케이스는 19세에 접종했기 때문에 '임의 접종'이므로 구제 대상이 아니다.

필자 '정기 접종'에는 연령 제한이 있는가?

후생노동성 대상 연령은 13세부터 16세까지다. 대상자에게는 각 자치단체가 통지서를 보낸다. 현재는 '적극적인 권장'은 피하고 있지만, '정기 접종'은 계속 유지하고 있다.

필자 접종은 '의무'나 '강제'인가? 학교에서 실시하는가? 주사를 맞지 않으면 문제가 되는가?

후생노동성 아니다. 의무도 강제도 아니다. 예방접종법은 접종을 권장하고는 있지만, 안 한다고 문제 될 것은 없다. 학교가 아니라 내과, 소아과, 산부인과 등에서도 접종할 수 있다.

필자 비용은 자신이 지불하는가? T씨는 5만 엔이나 냈다.

후생노동성 나라가 정한 '정기 접종'은 자가 부담이 거의 없다. 비용은 국가나 자치단체가 부담한다.

필자 자궁경부암 백신의 피해자는 모두 비참한 후유증으로 고통받고 있다. 끔찍한 부작용이 있는 것이 아닌가.

후생노동성 실제로 백신에 의한 부작용인지 아닌지는 알 수 없다.

후생노동성이 태연하게 인과관계를 부정하는 것에 놀람을 금할 수 없다. 이래서는 피해를 신고한다 해도 반려될 가능성이 크다.

필자 정부가 접종을 '적극적으로 권장'했다. 그렇다면 정부가 책임을 져야 할 것이다. 자, '정기 접종'으로 부작용이 나올 때는 나라가 보상을 해주는가?

후생노동성 '정기 접종'인 경우에는 국가의 책임이다.

필자 M씨의 경우는 '본인이 멋대로 접종했으니까 국가의 책임은 없다'는 말인가?

후생노동성 독립행정법인 의약품의료기기 총합기구(PDMA)에서 약해(藥害)에 의한 건강피해를 구제하고 있다. 그곳에서 구제받을 가능성은 있다. 치료비 보상이나 장애연금 명목으로 적당한 액수를 지급한다.

필자 그러나 실제로는 거의 모든 신청이 받아들여지지 않고 있다. 이유는 하나같이 '인과관계 불명'이다. 재판에 회부해도 문전박대다. '구제 제도'가 있다고는 하나 해결 창구가 지나치게 좁은 것이 현실이다.

후생노동성 여기는 심사하는 곳이 아니라서 잘 모른다.

필자 미나마타병1) 같은 공해 인정을 보면 일목요연하다. 50년이나 기다려도 아직 인정받지 못한 사람들이 많다. 그러면 결국 제약회사에 손해배상을 청구하는 수밖에 없다.

후생노동성 뭐, 그럴 것 같다······.

자궁경부암만 그런 것이 아니다. 백신의 피해자는 최종적으로 제약회사에 인가를 내주고 권장한 국가의 책임을 묻고 손해배상을 받기 위해 법정에서 싸울 수밖에 없다.

다만, 백신의 피해가 줄을 잇는 심각한 사태에 대해 자치단체도 대책을 강구하기 시작했다.

도쿄도 스기나미(杉並)구는 2013년 5월에 자궁경부암 백신의 부작용에 대해 독자적인 보상 제도를 실시하기 시작했다. 이 지역의 중학교 3학년 A양(14세)에게서 중증의 부작용이 나타났

---

1) 미나마타병 : 일본의 구마모토현 미나마타시에서 원인 불명의 신경질환 증후가 나타나기 시작하여 1956년에는 78명의 환자가 발생했으며 그중 18명이 사망했는데, 어패류에 축적된 유기수은을 경구 섭취하여 발생하는 신경질환임이 밝혀졌다. 이 병은 시야 협착, 운동 실조, 언어 장애, 지각 장애 등의 증상을 나타낸다.

기 때문이다. 접종 직후부터 팔이 붓고 시리고 걷기가 곤란해
지는 등 고통에 시달리며 지금도 학교에 다니지 못한 채 휠체
어 생활을 하고 있다.

후생노동성에 따르면 '자치단체에 의한 구제 제도는 전국에
서 처음'이라고 한다. 금액은 치료를 받은 날짜가 사흘 이상일
때 35,600엔, 사흘 미만일 때 33,600엔을 지불한다. A양의 엄마
는 '일 보 전진'이라고 평가하면서도 "아직도 등교하지 못하는
딸을 위해 하다못해 학원이라도 보내고 싶어요. 하지만 이 돈
으로는 부족하지요"라며 한탄한다.

■ 32년 동안 '환자 제로'인데도 백신이 필요한가

한 번 더 후생노동성에 따졌다.

필자 원래 HPV는 자궁경부암의 원인이 아니다. 미국식품의약
국조차 부정하고 있다. 바이러스가 원인이 아닌데도 백신을 접
종하는 것은 이상하다. 단순한 돈벌이가 아닌가.

후생노동성 음, 세계적으로 사용하는 백신인데……. 일본에서
는 2010년부터 공적 비용으로 접종이 가능해졌다. 구미에서는
훨씬 전부터 접종하고 있다.

필자 세계 각국에서도 사망자가 속출하고 있다. '의약품 첨부 문서'에는 '극약'이라고 명기되어 있다. 사용법에 따라서는 '사람을 죽일 수도 있는 것'이라는 뜻이 아닌가.

후생노동성 이 백신만 사망자가 많은 것은 아니다. 일본뇌염이나 풍진 백신에도 모두 리스크가 따른다.

후생노동성이 아무렇지도 않게 모든 백신에는 '사망할 리스크'가 따른다고 인정하는 것이 놀라울 따름이다. 그러면 백신 접종에는 '사망할 리스크'를 능가할 만큼의 이점이라도 있다는 말인가?

현재의 환자 발생 수는 일본뇌염이 1년에 3명, 디프테리아는 1년에 2명이다. 자세한 것은 나중에 말하겠지만, 믿기 어려울 만큼 수가 적다. 일본의 인구는 약 1억 3천만 명! 한마디로 이런 감염증에 걸릴 확률은 수천만 분의 1 정도에 지나지 않는 수준이다. 복권 당첨으로 돈벼락을 맞을 확률보다 훨씬 낮다.

나아가 소아마비의 경우에는 1981년 이후, 환자의 수가 실로 0명이다. 그런데도 자칫 잘못하면 죽음에 이르는 '극약'을 아이들에게 주사하고 있다. 이게 과연 제정신인가.

그런데 후생노동성의 상담자는 필사적으로 변명하며 발뺌한다.

필자 감염의 확률은 제로에 한없이 가깝다. 그런데도 왜 백신을 접종하는가?

후생노동성 확실히 발병하는 사람은 그런 정도지만, 만약 백신을 접종하지 않으면 전염병이 크게 유행할지도 모른다.

필자 일본인 전부가 백신을 맞고 있다는 말인가? 맞지 않는 인간도 얼마든지 있다. 그런데도 발병하지 않는다. '발병하지 않는 것은 백신 덕분'이라는 말을 어떻게 할 수 있는가? 소아마비는 일본에서 32년 이상이나 환자가 나오지 않고 있다.

그런데도 엄청난 예산을 들여서 '극약' 주사를 마구 맞히고 있다. 단순한 돈벌이가 아닌가? 3종 혼합 백신만으로도 1,000억 이상의 혈세가 제약회사, 의사와 당신들 호주머니로 흘러들어간다. 그리고 당신들은 강압적으로 지시를 내린다. 이런 미친 짓이 내부에서는 문제가 되지 않는다는 말인가?

후생노동성 문제는…… 안 된다.

내가 서슬이 퍼렇게 대드니 결국에는 꼬리를 내리며 목소리가 기어 들어간다.

제약회사, 의료업계, 정치가, 관료들이 국민의 생명과 혈세를 빨아먹으며 악마의 향연을 벌이고 있다. 우선은 후생노동성에 전화를 걸자! 당신의 분노, 격분, 항의를 표명해야 한다. 이 나라의 주권자는 우리다. 그 권리를 지금 행사해야 한다. 그것이 당신과 당신이 사랑하는 사람의 생명을 지키는 지름길이다.

■ 어째서 들리지 않는가, 피해자들의 소리가!

피해는 전국적으로 속출하고 있다. 피해자의 부모들은 사랑하는 딸에게 닥친 이해 못 할 후유증에 맞닥뜨린다. 그리고 점차 우리 딸만 피해를 입은 것이 아니라는 사실을 알게 된다. 서로 연락을 주고받은 부모들의 분노가 하나로 모였다. 그것이 '전국자궁경부암백신 피해자연락회'다.

2013년 3월에 발족한 이래, 전국에서 피해를 호소하는 많은 사람이 상담을 청하고 있다. 이미 그 수가 300건을 넘는데, 5월에는 사무국장인 이케다 도시에(池田利惠)와 도쿄도 히노(日野) 시의회와 부모들이 정부를 찾아가 시모무라 하쿠분(下村博文) 문부과학대신에게 '요망서'를 제출했다.

그것은 정부가 전국적으로 피해자 실태를 조사하라는 내용이었다.

"초등학교와 중학교를 장기 결석하고 있는 여학생이 직전에 백신을 접종하지는 않았는지 확인할 것."

"피해로 고통받는 사람들의 실태를 각 학교에 주지시킬 것."

자궁경부암 백신은 2009년 10월에 의약품으로 승인받았다.

그것이 앞에서 말한 '서바릭스'다. 2011년 7월 미국의 거대 제약회사 MSD의 '가다실(Gardasil)'이라는 약도 승인받았다. 일본에서 자궁경부암 백신은 이 두 가지 중 하나를 가리킨다.

이미 2012년 말까지 전국에서 342만 명에 이르는 소녀들이 백신을 접종했다. 그 가운데 접종을 실시한 병원 등에서 후생노동성으로 보낸 통증, 마비 같은 부작용에 관한 보고는 1,926건에 달한다. 그중 '중증'에 속하는 경우는 사망 한 명을 포함하여 861명을 웃돈다.

그런데도 정부는 2013년 4월에 '예방접종법'을 일부 개정하여 초등학교 6학년부터 고등학교 1학년 소녀들에 대한 접종을 원칙적으로 무료 '정기 접종'으로 지정했다.

"딸을 위한다는 마음에 돌이킬 수 없는 짓을 저지르고 말았다……."

시모무라 하쿠분 대신과 면담을 한 뒤, 고등학교 2학년인 맏딸(16세)을 둔 부모는 문부과학성 기자클럽에서 기자회견을 열었다.

스포츠에 두루 능하고 건강한 맏딸이 처음으로 자궁경부암 백신을 접종한 것은 2011년 8월이었다. 당시 중학교 3학년이었는데, 다음 해 두 번째 백신을 접종한 뒤 손목이나 장딴지 등의 통증을 호소하기 시작했다. 세 번째 접종 후에는 증상이 더욱 나빠져 40도가 넘는 고열이 계속되는 바람에 2개월이나 입원했다.

병원에서는 '전신성 홍반성 낭창'2)이라고 진단했다. 전신에 통증을 동반한 자가면역질환이다. 의사는 입원 치료를 권했다. 그러나 고등학교에 다니고 싶다는 생각에 무리하여 퇴원했다. 스테로이드제로 증상을 억제하며 학교에 다니고 있다.

"고등학교부터는 출석 일수가 모자라면 유급으로 처분한다는 통고를 받았어요. 아무런 배려도 해주지 않더군요." 그녀의 부친(41세)은 이렇게 호소했다. 나아가 그는 '백신 이외의' 원인은 생각할 수 없는데도 "백신 접종과 병의 인과관계에 대해 의사로부터 일체의 설명을 듣지 못했다"면서 분노를 감추지 못했다.

> 그녀의 모친(41세)은 4월부터 자궁경부암 백신이 '정기 접종'이 되었다는 소식을 듣고 "자기 딸의 경우와 같은 피해가 더 커지는 것은 아닌지……." 하고 걱정을 표명했다.
> – 〈도쿄신문〉

"용기를 갖고 중지해주십시오!"
후생노동성 백신 전문 부서 모임의 방청석에서 피해자 가족

---

2) 홍반성 낭창 : 면역체계의 이상으로 만성염증이 일어나고 면역력이 떨어지는 난치성 전신질환이다. 에리테마토데스.

들의 목소리가 날아들었다. 이 부서 모임이 '현시점에 일시 중지는 필요 없다'는 결론을 내렸기 때문이었다.

"보호자의 호소를 들어주십시오!"

"또 다른 피해자가 나올 거예요!"

전국자궁경부암백신 피해자연락회는 독자적으로 수집한 피해자의 증상을 후생노동성에 제출했다.

"접종한 아이들에게 심한 통증이나 저림, 전신의 탈모 등 심각한 피해가 속출하고 있어요."

"원인이나 실태를 파악할 때까지 접종을 일시 중지해주세요!"

그들의 이러한 요구에 대해 후생노동성의 결론은 냉혹했다.

'의학적인 데이터가 없다.'

'근거 없이 중지할 수 없다.'

심지어 다음과 같은 논법에는 실로 기가 막힌다.

'피해가 집중적으로 다수 발생하지 않는다면 전면 중지는 전체의 불이익이 될 것이다.'

방청석에 있던 피해자의 부모들은 낙담하여 실망의 눈물을 흘렸다.

"보호자의 호소에 귀를 기울여주기를 바랐다."

"이 시간에도 피해는 늘어갈 것이다."

전국자궁경부암백신 피해자연락회의 마쓰후지 미카(松藤美香) 대표는 분노를 터뜨렸다.

"이렇게까지 부작용이 나타나고 있는데도 '상태를 더 지켜보고 증상을 조사하자'는 발언은 이해하기 어려워요. 인체 실험이나 다름없잖아요. 정말 화가 치밀어요."

■ 거대 제약회사와 의사의 '검은 유착'

이런 일이 벌어지는 동안 말도 안 되는 스캔들이 터졌다. 스위스의 거대 제약회사인 노바티스(Novartis)와 일본의 대학 사이에 '부적절한 관계'가 드러난 것이다.

사건의 발단은 노바티스의 혈압강하제인 '디오반(Diovan)'의 임상 데이터를 부정 조작한 것이었다. 이를 지시했다는 노바티스의 사원은 발각 직후인 3월에 퇴사하여 행방을 감추었다. 더구나 징계해고도 아니었다. 도저히 이해할 수 없는 의혹만 남았다.

그런데 그 공범자가 바로 도쿄 지케이카이(慈惠會) 의과대학 순환기내과 의사였다. 이 의사가 노바티스로부터 총 8,400만 엔이나 되는 '기부금'을 건네받았다는 사실이 드러났다. 부정 조작의 '사례'라고 생각할 수밖에 없다. 모로 보나 뇌물이다.

미국의 소아과의사 로버트 멘덜슨이 "임상 데이터의 3분의 2는 날조해낸 속임수!"라고 통렬하게 고발하고 있듯이, 데이터의 부정이 새삼 놀라운 일은 아니다. 그런데 노바티스가 2년 만에 각 대학 등에 총 235억 엔의 거액을 지불한 사실이 추가로 드러났다. 연구비, 기부, 접대 같은 명목이다. 또한 매스컴 발표회에 친분 있는 의사에게 강연을 청하고는 고액의 '사례금'을 건네는 경우도 많았다고 한다.

더구나 기가 질리는 스캔들도 마구 터졌다.

수십억 엔을 받고 백신 심사를 하다니 – 의사와 제약회사, 불투명한 관계
– 〈도쿄신문〉

후생노동성의 예방접종 부서는 2012년 5월, 자궁경부암, 인플루엔자, 소아용 폐렴구균 등 3종을 포함한 7종의 백신을 '정기 접종'으로 정하자는 제언을 내놓았다. 이들 백신만으로도 연간 비용은 1,200억 엔이다. 실질적으로 국가가 접종을 강제하는 꼴이 되고, 시(市), 정(町), 촌(村)은 약 530억 엔을 더 부담해야 한다. 이 돈은 전부 우리가 낸 혈세다.

소중한 돈이 파리떼처럼 이권을 향해 꼬여 드는 자들의 호주머니로 흘러 들어간다. 그리고 거대 제약회사는 그것을 분뇨수거차처럼 빨아들인다.

이에 대해 평가를 내리는 기관이 후생노동성의 '백신 평가에

관한 소위원회'란 곳이다. 그런데 위원을 맡은 의사들과 백신을 제조하는 제약회사가 '밀접한' 관계라는 것이 백주에 드러났다.

백신의 안전성을 공적으로 평가해야 할 위원들이 하나같이 제약회사로부터 돈을 받고 있었다. 예를 들어 국제의료복지대학의 이케다 슌야(池田俊也) 교수는 미국의 제약회사인 화이자(Pfizer)와 다케다(武田)약품에서 각각 50만 엔 이하를 받았고, 다른 위원은 글락소스미스클라인 등에서 50만 엔 이하를 받았다.

어째서 다들 고만고만하게 '50만 엔 이하'일까. 그것은 2007년부터 후생노동성이 심의회나 위원회의 위원들에게 기부금 보고를 의무화했기 때문이다. 과거 3년 동안 받은 돈이 50만 엔을 넘는 해가 있으면 의결에 참여할 수 없다. 따라서 '50만 엔 이하'라는 도토리 키 재기식으로 보고를 한 것이다.

■ 극심한 통증, 경련, 실신 그리고 사망

자궁경부암 백신의 부작용으로는 주로 다음과 같은 증상을 들 수 있다. 전신의 통증, 경련, 손발 저림, 근력 저하, 보행 곤란, 실신……. 모두 심각한 급성 증상이다.

그뿐만이 아니다. 더욱 심한 후유증으로 다발성경화증, 길랭 – 바레 증후군 같은 중추·말초신경질환, 자가면역질환의 하나인 전신성 홍반성 낭창, 류머티즘 같은 증상도 있다.

또한 일본에서는 접종 후 567명의 소녀가 실신했다. 그중 90%가 접종한 지 15분 이내에 실신했고, 쓰러질 때 치아나 코뼈가 부러진 소녀도 51명이나 된다.

이 백신은 '이미 HPV에 감염된 사람에게는 효과가 없다'(후생노동성)고 알려져 있다. 그뿐만 아니라 도리어 'HPV의 증식을 자극'한다니……

일본인 여성의 80%는 이미 늘 존재하는 바이러스로서 HPV를 갖고 있다. HPV에 의한 암을 예방하기 위해서 접종하는 백신이 오히려 HPV를 증식시킨다는 점은 실로 본말전도라 할 것이다.

더욱 비참한 사태는 백신 접종으로 소녀들이 사망한 경우다.

미국 미국의 시민단체 국가예방접종정보센터(National Vaccine Information Center)는 전 세계적으로 자궁경부암 백신 접종 후 1년 이내에 94건의 사망자가 나온 사례와 21,722건의 부작용을 일으킨 사례를 공표했다.

인도 '가다실'을 소녀 120명에게 접종했더니 4명이 급사했다.

영국 2009년, 접종 직후에 14세 소녀가 급사했다. 한때 영국에서 자궁경부암 백신의 사용을 중단했다.

오스트리아 2007년, 19세 소녀가 '가다실' 접종 직후에 사망했다.

독일 18세 소녀가 역시 '가다실' 접종 후에 사망했다.

일본 2011년, '서바릭스'를 접종한 14세 소녀가 이틀 후에 사망했다.

이런 비극이 빙산의 일각이라는 것은 두말할 나위도 없다.

마지막에 든 일본의 사례에 대해 제약회사는 소녀에게 심장의 지병이 있었다고 주장하고 있다. 그러나 백신을 접종한 지 겨우 이틀 만에 급사했다. 진정 아무 관련이 없다고 말할 수 있는가?

자궁경부암 백신의 접종으로 실신, 발열, 두통, 근육통 등 어마어마한 부작용이 아주 높은 비율로 발생하고 있다. 건강한 소녀도 이토록 심각한 부작용의 피해를 입는다. 지병이 있는 소녀라면 독성 때문에 발작을 일으키다 끝내 죽을 수도 있다는 것은 불을 보듯 뻔하다.

또한 앞에서 말했듯 백신의 접종으로 44.6%나 자궁경부암이 늘었다는 보고도 있다. 그런 경우로 인한 사망자도 간과할 수 없다.

■ 진짜 피해자 수는 '20만 명' 이상?

처참한 부작용의 습격. 도대체 자궁경부암 백신의 접종 피해는 어느 정도일까.

표 1은 후생노동성이 공표한 '부작용 보고'다. 접종자의 수는 추계(推計)로 '서바릭스'가 273만 명, '가다실'이 69만 명이다. 후생노동성이 보고받은 부작용은 '서바릭스'가 1,681건, '가다실'이 245건으로 양쪽을 더하면 1,926건이다. 표 2를 보면 알 수 있듯이 이 발생률은 다른 백신에 비해 월등하게 높다.

그런데 이 건수는 빙산의 일각에 지나지 않는다. 왜 이렇게 단언할 수 있느냐 하면, 약사법(藥事法)에 '제약회사는 심각한 증상의 예만 보고할 것'이라고 정해놓았기 때문이다.

후생노동성은 병원 같은 의료 기관에 '심각하지 않다'고 판단한 부작용도 보고하라고 하기는 한다. 그러나 법률로 정해진

표 1. 자궁경부암 백신의 부작용 보고

백신 이름	접종자 수 (추계)	제약회사의 보고 건수	의료기관의 보고 건수 (괄호 안은 심각한 건수)	합계
서바릭스	273만 명	697건	984건(88건)	1,681건
가다실	69만 명	63건	182건(13건)	245건
합계	342만 명	760건	1,166건(101건)	1,926건

〈도쿄신문〉

표 2. 다른 백신과 비교

백신 이름	부작용 발생률	심각한 부작용 발생률
서바릭스	245.1	43.3
가다실	155.7	33.2
HIB 백신	63.8	22.4
소아용 폐렴구균 백신	89.1	27.5
불활화 소아마비 백신	23.8	5.3
일본뇌염 백신	67.4	25.7
인플루엔자 백신	7.5	2.3

※ 발생률은 접종 100만 회당 발생 수 〈도쿄신문〉

'의무'는 아니다. 보고하지 않는다고 처벌받지는 않는 것이다.

부작용 사고는 의사에게 치명적인 과실이다. 피해자에게 소송을 당할 가능성도 있다. 승진에도 걸림돌이 된다. 자칫하면 직업을 잃을 수도 있을 것이다. 그래서 그들은 본능적으로 진실을 감춘다.

감독관청에 실수를 정직하게 보고하는 의사는 지극히 드물다. 내과의사 우쓰미 사토루(內海聰)의 저서 《의학 불필요론》(산고칸)에 따르면 미국에서 소아과의사를 대상으로 '의료사고를 보고하겠는가?'라는 앙케트를 실시한 결과, '보고하겠다'는 대답은 단 2%였다. 50명 중 한 사람꼴이다. 보신을 위해 정직하게 대답하지 않았을 가능성까지 생각하면 실제의 수치는 더 낮아질 것이다.

우쓰미 사토루 의사는 쓴웃음을 지으며 이렇게 말했다.

"더구나 일본이라면 100명에 한 명꼴이겠지요."

후생노동성이 공표한 자궁경부암 백신의 '부작용 보고'는 1,926건이다. 우쓰미 사토루 의사의 말대로라면 실제의 부작용은 수만, 수십만 건에 달할지도 모를 일이다.

록펠러(Rockefeller) 거대 재벌이 지배하는 미국의 정부기관인 미국질병통제예방센터(Centers for Disease Control and Prevention)에서조차 다음과 같이 추정하고 있다.

"실제로 보고가 이루어지는 것은 심각한 부작용 가운데 10%에 지나지 않는다."

다른 미국 정부기관의 견해는 더 절망적이다.

"많은 의사가 부작용 사고를 보고하지 않도록 훈련을 받는다. 그래서 실제로 보고가 이루어지는 것은 1% 이하다."

도저히 믿어지지 않는 이야기지만, 이 말을 뒷받침하는 증거도 있다. 2013년 3월, 도쿄도 스기나미구 의회는 여중생이 자궁경부암 백신의 부작용으로 심각한 후유증에 시달리고 있다는 사건을 다루었다. 바로 이 한 건이 보도의 물결을 탐으로써 시민단체 '전국자궁경부암백신 피해자연락회'가 결성된 것이다.

눈 깜짝할 사이에 300건을 넘는 상담이 이 모임 앞으로 쇄도했다. 그러나 그중 대다수가 국가에 보고되지 않았다. 이 모임이 발족하지 않았다면 영원히 어둠에 묻혀버렸을 것이다. 이러한 현실을 생각하면 실제의 피해자 수는 후생노동성 발표의 100배가 넘는다고 해도 이상하지 않다.

이 모임의 사무국장인 이케다 도시에와 히노 시의회는 "후유증을 진찰한 의사도, 피해자 자신도 백신의 부작용이라고 깨닫지 못한 경우가 많다"고 이야기한다. 앞에서 이야기한 T씨 모녀도 그랬다. 설마 백신이 원인이라고는 꿈에도 생각하지 못했다. '원인 불명'으로 처리하거나 다른 병명이라고 들은 경우도 무수하게 많을 것이다. 백신을 투여한 의사조차 피해의 발생을 의식하지 못한다. 후생노동성에 보고하느냐 마느냐 이전의 문제다.

■ '3종 혼합 백신'의 재앙을 떠올려라

과거에도 정부의 대응이 늦어서 피해가 확산된 사례가 있었다. 1989년 4월에 도입한 '3종 종합 백신'이다. 홍역, 유행성 이하선염, 풍진에 걸리지 않기 위해 유아기에 이 백신의 접종을 추진했다.

이미 8월에 부작용으로 여겨지는 무균성 뇌막염 증상의 보고가 있었다. 그러나 50만~60만 명의 접종자 가운데 3명밖에 안

되었기 때문에 당시 후생성은 대책을 마련하지 않은 채 접종을 강행했다. 그런데 그 후에도 같은 증상이 속출하여 1992년에는 '천 명 중 한 명' 꼴로 피해자가 심하게 증가했다. 정부는 1993년 4월에 이 백신의 접종을 중지했다.

그런데도 후생성은 당초에 피해자가 이렇게까지 증가한 사실을 은폐했다. 전문가를 모아놓은 회합에서도 '절대로 공표하지 않도록 하라'고 못을 박았다고 하니, 그저 말문이 막힐 따름이다.

이 사건을 취재한 기자의 증언을 들어보자.

국가는 애초 스스로 조사하려고도 하지 않고 부작용의 보고를 기다리기만 하는 자세를 취했다.

제약회사에서 자금을 받는 까닭에 전문가도 입을 꾹 다물고 있다.

원자력 마피아와 마찬가지로 국가와 제약회사, 전문가로 이루어진 '백신 마피아'가 있었다.
- 〈도쿄신문〉

이런 교훈을 왜 살릴 수 없는 것일까.

모든 백신은 예외 없이 '극약'으로 지정되어 있다. 당연히 부작용이나 후유증이 흔치 않게 발생한다. 그중에서도 자궁경부암 백신의 부작용 발생률은 다른 백신과 비교해 훨씬 높다. 그만큼 독성이 무시무시하다.

전국자궁경부암백신 피해자연락회의 결성을 계기로 눈을 질끈 감고 싶어지는 후유증의 실태가 만천하에 드러났다. 특히 접종 후 몇 개월 만에 보행조차 곤란해진 소녀에게는 동정의 목소리가 들끓었다. 발가락이 부자연스럽게 벌어지고 경련이 멈추지 않는다. 텔레비전 프로그램에서 소녀의 모습을 방영하고 나서야 겨우 매스컴도 관심을 보이기 시작했다. 그리고 백신에 대한 불안이 물결처럼 퍼져나갔다.

그러자 이제까지 자궁경부암 백신을 강력하게 추진해온 후생노동성의 태도가 싹 달라졌다. 2013년 6월 14일에는 이 백신 접종의 '적극적 권장'을 일시 중지할 것을 결정했고, 이를 전국의 자치단체에 통보했다. 정기 접종의 대상으로 되어 있는 백신의 권장을 중지한 것은 2005년 일본뇌염 백신에 관한 조치 이후 두 번째다.

그러나 이것은 전국자궁경부암백신 피해자연락회가 요구한 '즉각 중지'가 아니었다. 자치단체가 접종 대상자에게 보내는 '통지'를 그만둔 데 지나지 않는다.

후생노동성은 다음과 같이 공언하고 있다.

효과를 중시하여 접종을 희망하는 사람을 위해 각 자치단체에서 무료로 접종을 받을 수 있는 '정기 접종'은 이제까지와 마찬가지로 계속 실시한다.

적극적으로 접종을 권장하지는 않지만, '정기 접종'이라는 위상에는 변함이 없다. 이 모순적인 방침을 마주한 의료현장에는 당혹감과 혼란이 거세게 일었다.

"좀처럼 이해하기 어렵다. 안전성을 확인할 수 없다면 접종 자체를 일단 중지해야 한다."

"정부가 권장할 수 없다면 의사로서도 권장할 수 없다."

이런 현장의 목소리가 논리적으로 훨씬 합당할 것이다.

▣ 10만 명 중 효과를 보는 것은 많아야 '7명'

이 백신으로 효과를 볼 가능성이 있는 사람은 전체 여성의 0.007%! 10만 명 중 7명에 불과합니다.

2013년 3월, 참의원 후생노동위원회의 회의장에는 날카로운 목소리가 울렸다. 질문한 사람은 '생활의 당'의 핫타 도모코(八田智子) 의원이었다.

엄청나게 낮은 '효과'에 회의장은 술렁거렸다. 더구나 이 수치는 후생노동성의 기관인 국립감염증연구소가 2010년 7월에 정리한 'HPV 백신에 관한 앙케트'에 기초한 데이터다. 정부의 공식 견해인 것이다.

10만 명의 여성에게 자궁경부암 백신을 접종해도 예방효과의 가능성은 단 7명뿐……. 나머지 99,993명에게는 좋은 점이 손톱만큼도 없다. 그런 일에 300억 엔이 넘는 국고를 투입한다. 비용 대비 효과도 그렇지만 그 이전의 문제가 더 크다. 즉 99.993%의 소녀들에게는 '극약' 백신의 부작용 리스크가 도사리고 있다. 실로 괴이한 처사다.

왜 정부는 백신을 접종시키려고 할까. 자궁경부암 백신의 강행 목적은 자궁경부암 예방이 아니라 딴 곳에 있다. 그렇게 해석하면 이상한 추진 정책의 진의가 시야에 들어온다.

결론부터 말하자. 진짜 목적은 인구 삭감을 위한 '불임 정책'이다. 또 하나는 다양한 질병의 '씨앗'을 심어두는 '시한폭탄' 역할이다. 요컨대 백신의 정체는 국가를 초월하는 '거대한 힘'에 의한 생물학적 테러다.

이미 미국식품의약국은 '바이러스와 자궁경부암은 관계가 없다'고 단정하고 있다. 이 사실을 잊어서는 안 된다. 따라서 0.007%라는 '유효한 비율'도 백신 추진파가 고심 끝에 쥐어짜낸 날조에 불과하다.

0.007%라는 숫자는 어디에서 나왔을까. 간단하게 설명해보겠다.

정부 견해에 따르면 자궁경부암을 일으킨다고 알려진 '고(高)리스크형 HPV'에는 대략 15종류가 존재한다. 그 가운데 백신의 효과가 확인된 것은 16형과 18형, 두 종류다.

그러나 일본인 여성의 감염 비율은 16형이 0.5%, 18형이 0.2%, 합해도 단 0.7%다. 그중에 90%는 자연스럽게 바이러스가 배출된다. 따라서 감염 리스크는 0.07%가 된다. 나아가 그중 90%는 자연적으로 치유된다. 그래서 '바이러스로 자궁경부암 초기 단계에 이르는 비율'은 0.007%라는 초미세 숫자가 되는 것이다.

게다가 HPV는 변이종이 많다. 정부는 약 15종류라고 주장하지만 이는 새빨간 거짓말이다. 전문가는 '100종류 이상'이라고 지적한다. 그렇다면 백신의 효과는 더욱 낮아진다.

거기에서 끝나지 않는다. 연구자에 의하면 일본인의 자궁경부암 원인은 52형과 58형이 다수를 차지한다고 한다. 그런데 자궁경부암 백신은 16형과 18형에만 효과가 있을 뿐이다. 그야말로 딴청을 하는 셈이다.

백 보 양보해서 '바이러스가 원인이 아니라는' 미국식품의약국의 견해가 틀렸다고 해도, 백신이 바이러스에 효과가 있을 가능성은 지극히 낮은 것이다.

■ 검진으로 발견되는 암은 '암 비슷한 것'

정부는 '매년 자궁경부암에 만 명쯤 걸리고, 약 2,700명이 사망한다'고 협박한다. 하지만 이 수치는 완전히 속임수다.

밀리언셀러인 《의사에게 살해당하지 않는 47가지 방법》의 저자로 알려진 게이오대학 의학부의 곤도 마코토(近藤誠) 의사는 내 취재에 응하여 이렇게 단언했다.

"검진으로 발견되는 암은 암이 아닙니다."

나는 깜짝 놀라 "그러면 뭡니까?"라고 물었다. 그러자 "암 비슷한 것입니다"라고 대답한다. 결코 어수룩한 말장난이 아니다. 한마디로 '양성 종양'이라는 뜻이다.

그에 따르면 "현대의학은 암의 정의를 포기했다"고 한다. 암세포의 정의조차 명확하지 않은 것이다. 그도 그럴 것이 세포 진단을 해보면 겉으로는 볼썽사나워도 얌전한 것이 있고, 겉모습은 순해 보여도 성질이 흉물스러운 것이 있다. 암세포는 십인십색일 뿐만 아니라 백인백색, 아니 천인천색이기 때문에 의사도 제대로 된 판별이 불가능하다.

나는 집요하게 매달렸다.

"하지만 현재 의사들은 이건 암이고 이건 암이 아니라는 식으로 진단을 내리잖아요. 정의도 없는데 어떻게 진단을 할 수 있지요?"

"좋은 질문이네요. 그들은 '기분'에 따라 진단을 내리고 있답니다."

"기분으로요?"

"그러니까 아침에 '이건 암이야'라고 한 표본을 저녁에는 아무렇지도 않게 '이건 암이 아니야'라고 말하기도 하지요."

나도 모르게 입이 다물어졌다. 곤도 마코토 의사는 더욱 놀랄 만한 사실을 가르쳐주었다.

"외과가 병리과에 '이상하게 생긴 것은 전부 암이라고 해두게'라고 지시하는 겁니다."

사실은 암이 아닌 회색지대의 증상조차 모두 암으로 '몰아넣고 마는' 것이다.

왜 병원은 암이 아닌 것을 암이라고 조작할까. 막대한 이익이 굴러 들어오기 때문이다. 일본에서는 암환자 한 사람당 총액 1,000만 엔 이상의 돈벌이가 된다. 참고로 미국에서는 그 세 배, 즉 3,000만 엔의 돈벌이가 된다.

그래서 단순한 위염 같은 것도 '초기 위암'이라고 속여서 위를 떼어낸다. 구미에서는 암으로 간주되지 않는 대장 폴립을 '대장암'이라고 속여서 장을 절제한다. 단순한 유방염을 '유방암'으로, 전립선 비대를 '전립선암'으로, 자궁상피염을 '자궁암'으로 진단해서 싹둑싹둑 수술로 떼어낸다.

감기 등에 걸렸을 때 생길 수 있는 구내염을 암이라고 하면

웃음을 살 것이다. 하지만 눈에 보이지 않는 체내에 생긴 단순한 염증을 암이라고 마구 단언한들 확인할 도리가 없다. 더구나 뚝딱 잘라내 버리면 증거가 남을 일도 없다. 그럴듯한 증거 인멸이다.

곤도 마코토 의사는 이렇게 잘라 말한다.

의사는 조직폭력배나 강도보다 더 질이 나쁩니다.
 -《의사에게 살해당하지 않는 47가지 방법》

■ 암을 키우는 암 치료

자궁경부암 이야기로 돌아가자.

후생노동성은 연간 약 만 명이 자궁경부암에 걸린다고 발표했다. 그것은 위에서 말했듯 속임수에 의한 암 진단으로 자궁경부암이라고 억지로 끼워 맞춘 결과에 지나지 않는다. 단순한 염증을 암이라고 지어냈을 뿐이다.

구내점막이 염증을 일으키듯 자궁경부의 점막도 감염으로 염증을 일으킨다. HPV 바이러스 감염으로도 염증이나 이형성(異形成, 상피세포의 만성 변화)을 일으킬 수 있다. 그것을 암 검진으로 발견한 의사는 내심 웃는다.

"암이로구나!"

세포병리 의사에게 표본을 보낸다. 그들은 '이상하게 생긴 것은 전부 암이라고 해두라'는 지시를 받고 있다. 그래서 망설이지 않고 '기분'에 따라 암이라고 한다. 이리하여 환자는 암을 선고받는다. 그 순간 환자와 가족은 지옥의 밑바닥으로 곤두박질친다. 블랙코미디의 서막이 오르는 순간이다.

곤도 마코토 의사는 "암이라는 병의 개념을 퍼뜨려서 인위적으로 암을 만들어내고 있다"고 경고한다. 실제로 의료현장에서 '상피내암'은 자궁경부암의 일종으로 다룬다. 이 경우 대부분이 성행위로 감염되는 HPV의 흔적이 있다. 사실은 HPV에 의한 염증의 종류인데도 암이 되어버리는 것이다. 어떤가, '암 비슷한 것'이 아닌가.

비슷한 예로 남성의 전립선암이 있다. 곤도 마코토 의사에 따르면 악성은 겨우 2%에 불과하다. 나머지 98%는 아무것도 안 하는 편이 나은, 양성에 해당한다. 암 선고로 얼굴이 새파랗게 질려 안절부절못했던 사람은 쾌씸해서 땅을 칠 것이다.

덧붙여 미국 정부는 2012년, 전립선암 진단에 사용하는 PSA 마커가 유해무익하다고 표명했다. 종래의 '권장'이라는 입장을 마치 손바닥 뒤집듯 부정한 것이다. 유방암 매머그라피 (Mammography)3) 검사도 마찬가지다.

자궁경부암 백신에 대한 후생노동성의 대응도 똑 닮았다. 거짓말이 들통났을 때 정부와 관리의 줄행랑은 번개처럼 빨랐다.

"그렇지만……."

여기까지 읽은 독자는 분명 이런 반론을 제기할 것이다.

"현재 매년 2,700명이 자궁경부암으로 죽어가지 않는가. '암 비슷한 것'이라면 죽을 리 없다!"

좋은 질문이다. 결론부터 밝히자면 그녀들은 '암 치료' 때문에 진짜 암에 걸린 것이다. 자궁경부암 환자뿐만 아니라 잘못으로 암 선고를 받은 환자들은 병원에서 '3대 요법'을 받는다. 바로 항암제, 방사선, 수술이다.

항암제와 방사선에는 강렬한 발암 작용이 있다. 예를 들어 현장에서 가장 자주 사용하는 항암제의 뿌리는 이전의 세계대전에서 사용했던 독가스 무기인 머스터드 가스(mustard gas)[4]에 있다. 머스터드 가스의 암 사망 리스크는 무려 41배……. 이것이 항암제의 정체다.

자궁경부암 환자도 이처럼 강렬한 발암물질을 투여받거나 발암성이 있는 방사선을 쪼인다. 수술할 때 수혈을 받으면 면역력은 최악일 경우 약 5분의 1로 떨어진다. 그러면 암세포는 어마어마하게 증식한다. 이리하여 3대 요법과 수혈로 '암 비슷

---

3) 매머그라피 : 유방암 검진의 하나로 유방을 X선 촬영하는 화상진단법.
4) 머스터드 가스 : 염화황과 에틸렌으로 만든 무색무취의 기름 모양의 액체. 강렬한 세포 독이 있어 돌연변이를 유발하고, 기화하면 지속성이 있는 강한 미란성(糜爛性) 독가스가 된다. 제1차 세계대전 당시 독일군이 처음으로 사용했다.

한 것'을 진짜 악성 암으로 키우는 것이다.

사망한 암 환자의 80%는 암이 아니라 '암 치료'로 죽임을 당한다는 임상 데이터도 있다. 정부가 발표하는 자궁경부암의 연간 사망자 수 2,700명 가운데 적어도 2,000명 남짓은 항암제로 인한 독살, 방사선으로 인한 소살(燒殺), 수술로 인한 참살로 죽은 것이다.

미국 캘리포니아대학의 제임스 하딘(James Hardin) 박사는 이런 연구결과를 발표했다.

암 치료를 받은 사람의 평균수명은 3년이다. 한편 암 치료를 거부한 사람의 평균수명은 12년 6개월이다.

암 치료를 거부한 사람은 암 치료를 받은 사람보다 4배 이상이나 오래 살 수 있다. 암 치료야말로 암 환자를 대량 살육하는 결정적인 증거다.

후생노동성은 자궁경부암 백신을 접종한 여성들에게 자궁경부암 검진도 아울러 권장하고 있다. 이것 또한 오싹한 덫이다. 여기까지 읽은 독자라면 아마 감이 딱 잡힐 것이다. 단순한 점막의 염증을 암으로 날조해낼 수 있는 우려가 아주 크기 때문이다.

■ 자궁경부암 백신으로 '불임증'에 걸린다?

모든 백신은 '시한폭탄'이다. 장차 다양한 병을 발생시키기 위해 심어놓은 '씨앗'인 것이다. 그런데 생후 2개월밖에 안 된 젖먹이 때부터 백신을 반강제적으로 접종하기 시작한다.

자궁경부암 백신에 집어넣은 최악의 '씨앗'은 불임제다. 백신에 배합된 불임제 때문에 소녀들은 장래에 불임증에 걸릴 우려가 있다.

앞에서 말했듯이 목적은 인구 삭감이다. 실제로 빌 게이츠 재단을 비롯한 거대 의료 마피아는 당당하게 '백신에 의한 인구 삭감'을 부르짖고 있다. 참으로 노골적인 단종 정책이다. 이는 단순한 음모론이 아니라 당당하게 공언하는 인구 삭감 프로젝트라고 할 수 있다.

그런 단종 정책과 정면으로 맞서 싸우는 인물 중에 미나미 데키구지(南出喜久治) 변호사가 있다.

"우리나라에서는 정(政), 관(官), 업(業), 의(醫), 민(民)이 통틀어 백신 접종을 권장하고 있습니다. 소름 끼치는 기이한 영업활동이지요."

2012년 시점에 공적 비용 조성으로 초·중학교 여아에게 백신 접종을 강요했던 자치단체는 47개 지역에 이른다. 도쿄도 스기나미구에서는 '중학교 진학을 축하하는 백신'이라는 명목하에 전액을 공적 비용 부담으로 백신 접종을 강행했다.

불임제로 지적받는 약제가 '스콸렌(Squalene)'이다. 애완동물의 거세와 피임제로 개발한 것이라니 뒤로 나자빠질 일이다. 이 약제에 포함된 보조제(adjuvant)가 자궁경부암 백신에 배합되어 있다. 미나미 데키구지 변호사는 이렇게 말한다.

"이것을 사람에게 투여하면 앞으로 아이를 낳고 싶어도 불임 치료를 전혀 할 수 없는 영구불임이 될 위험이 있다."

원래 스콸렌은 사람 몸의 구석구석에 존재하는 물질이다. 올 리브기름의 성분이기도 하고 항산화작용도 있다. 경구 투약하는 것은 전혀 문제없다.

그러나 주사기로 혈관에 주입하면 몸은 그것을 '이물질'로 판단한다. 스콸렌 항체를 생성하여 이물질을 배제하려고 한다. 그 항체가 온몸에 존재하는 스콸렌을 공격하게 된다. 이른바 과잉 면역반응이다.

이 항체는 한번 생성되면 체내의 스콸렌을 평생 공격한다. 여성의 수정란에 들어 있는 스콸렌도 예외가 아니다. 결과적으로 유산이나 불임이 아주 높은 확률로 발생한다. 남성도 스콸렌이 들어간 백신을 맞으면 정자가 공격을 당해 무정자증이 될 가능성이 커진다.

무서운 것은 불임만이 아니다. 이스라엘의 어느 의사는 2009년에 스콸렌 배합 백신을 국민 전원에게 접종하는 정부에 대하여 다음과 같은 항의문을 보냈다.

"스콸렌에는 강한 신경독이 있다. 중증의 자가면역질환을 일으켜서 죽음에 이르게 할 수도 있다."

하물며 치사(致死) 가능성도 있는 것이다.

불임을 일으키는 약제는 또 있다. 예를 들어 '폴리소베이트(Polysorbate) 80'이 그것이다. 이것은 유독(有毒) 비(非)이온계 계면활성제인데, 피임작용이 있다. 동물실험으로 이것을 투여한 동물의 불임화를 이미 확인한 바 있다. 그 밖에도 '트리톤 X-100'이라는 성분도 불임제의 일종이다. 예방접종을 구실로 삼아 '그들'은 어떤 독물이라도 자유자재로 인류에게 투여할 수 있다.

나는 세계적으로 확산되고 있는 내분비 교란물질(환경호르몬)도 인구 삭감의 의도로 마구 뿌려댄 것이 아닐까 의심스럽다. 불임치료를 실시하고 있는 IVF 오사카클리닉의 조사에 따르면 이미 일본에서는 20세 전후의 남성 90% 이상이 불임 수준이다. 다음은 소녀들이 표적이라는 말이다.

이렇게 자궁경부암 백신에는 숨겨진 의도가 있다. 암 예방효과는 제로인 한편, 불임제에 의한 단종 효과는 절대적이다. 인류 말살을 위한 '생물학무기'를 거국적으로 추진하고 있는 셈이다.

▪ 생명을 지키기 위해 '의약품 첨부 문서'를 읽자

백신의 정체를 알고 싶다면, 어떻게 해야 할까?

'의약품 첨부 문서'를 입수하자. 모든 것은 여기에서 시작된다.

의약품 첨부 문서란 알기 쉽게 말해서 약의 '취급 설명서'라고 할 수 있다. 제약회사가 작성한다. 일찍이 스몬병5)을 비롯한 약해(藥害)가 수없이 발생했다. 그 이후 사용자인 의사와 약제사를 위해 설명서를 첨부할 것을 약사법 제52조에 의무로 정해놓았다.

제약회사는 이 문서를 통해 다양한 사용상의 주의사항을 전달한다. 그래야만 무슨 일이 있을 때 제조자의 책임을 면할 수있다. 만약 약해가 발생하더라도 첨부 문서에서 지시한 '사용상의 주의사항'을 지키지 않았기 때문이라고 의사와 약제사 같은 사용자에게 책임을 전가할 구실을 찾을 수 있다.

옛날부터 제약회사는 환자에게 첨부 문서를 보여주기를 거부해왔다. "첨부 문서를 읽으면 약을 먹으려는 환자가 한 사람도 없을 것"이라고 의사가 한탄할 만큼 약의 정체가 적나라하게 적혀 있기 때문이다. 그래서 첨부 문서의 존재조차 모르는 사람이 많았다.

---

5) 스몬병 : subacute myelo optico neuropathy의 머리글자로 명칭을 붙였다. 설사 또는 복통을 동반하여 발병하고, 사지의 지각 장애와 시력 장해를 일으킨다.

그러나 점점 각성하고 있는 여론의 압력으로 인해 현재는 인터넷으로 간단하게 첨부 문서를 손에 넣을 수 있다. '약품명 + 의약품 첨부 문서'로 검색하면 누구라도 열람할 수 있다.

다만, 컴퓨터에 익숙하지 않은 고령자나 장애자 같은 '정보 약자'가 소외당할 수 있다는 문제가 남는다. 후생노동성은 '인터넷으로 공개하고 있으니까 문제없다'고 발뺌한다.

그러나 이미 유럽연합(EU)에서는 환자에게 의약품 첨부 문서를 공개하는 것을 법적으로 확실하게 의무화해놓고 있다. '정보 약자'가 찾아보기 쉽도록 일본도 유럽처럼 한시라도 빨리 정보를 공개해야 한다.

의약품 첨부 문서는 실로 생사를 가르는 '생명의 매뉴얼'이다. 백신을 접종할 때나 약을 먹을 때 반드시 입수해야 한다. 입수하면 안광이 지배를 철하는 자세로 두 눈을 부릅뜨고 꼼꼼히 살펴 읽어야 한다. 그렇게 못하는 사람은 절대 백신이나 약에 손을 대서는 안 된다.

텔레비전 광고에서 권하니까, 또는 다른 사람이 접종하니까……. 이렇게 가볍게 생각하면 안 된다. 필시 나중에 비탄에 잠길 것이다.

■ 자궁경부암 백신을 '낱낱이' 밝힌다

그러면 의약품 첨부 문서에 따라 문제의 자궁경부암 백신을 '낱낱이' 밝혀보자.

상품명인 '서바릭스'는 일본에서 가장 많이 사용하는 자궁경부암 백신이다. 첨부 문서의 첫머리에는 '극약', '생물 유래 제품'이라고 되어 있다. 이것은 어느 백신이나 마찬가지다.

사용상의 주의사항 가운데 '접종 부적당자'는 다음과 같다.

① 뚜렷하게 발열 증상을 보이는 자

② 중요한 급성질환을 앓고 있는 것이 분명한 자

③ 본 약의 성분에 대해 과민 증상을 드러낸 적이 있는 자

④ 앞에 열거한 자 외에 예방접종을 실시하는 것이 부적당한 상태에 있는 자

제약회사도 부작용의 리스크를 꺼리고 있다. 다음으로 '제조법의 개요'를 살펴보자.

본제(本劑)는 HPV-16형 및 18형의 변환 조합 L1 캡시드[6] 단백질

---

6) 캡시드 : 바이러스의 유전 형질을 둘러싸고 있는 단백질의 외각.

항원을 함유한다.

다시 말해 100가지 이상인 변이종 가운데 두 가지밖에는 효과가 없다는 것을 인정하고 있다.

본제는 각 HPV형의 흡착 VLP를 AS04 보조제 복합체 및 부형제(賦形劑)7)와 배합하여 조정한다.

여기에서 불임제인 보조제가 등장한다. 물론 첨부 문서에 불임제라고 쓸 수는 없는 노릇이다.

남방은무늬밤나방의 애벌레에서 유래한 세포 내에서 L1을 코드하는 변환 조합 바큘로바이러스(Baculovirus)가 증식하면, 세포질 중에 L1 단백질이 발현한다.

남방은무늬밤나방의 애벌레가 무엇이냐고? 놀라지 마시라. 바로 '모기'다. 자궁경부암 백신의 원료에는 동물에서 유래하는 성분으로 모기를 쓰고 있다.

이 백신은 배양한 모기의 세포에 유전자 변환 조합의 바이러

---

7) 부형제 : 약제를 먹기 쉽게 하거나 일정한 형태를 만들기 위하여 첨가하는 물질. 가루약과 알약에 유당(乳糖)을 주로 섞는다.

스를 감염시킴으로써 만들어진다. 실로 전대미문의 제조법이다. 물론 모기의 세포에서 유래하는 불순물도 백신에 섞여 들어간다. 그것이 인체에 어떤 부작용을 일으킬지는 전혀 알 수 없다. 인간의 몸은 모기의 성분이 침투해올 것을 꿈에도 상정하지 못한다. 생각지도 못한 비극이 일어나는 것도 당연하다.

다음은 '조성(組成)'이다. 첨부 문서에 16형과 18형의 항원체 이외에는 염화나트륨 등 5종만 게재되어 있다. '그들'이 은닉하는 갖가지 약제와 성분에 대해서는 하나도 표기해놓지 않은 것이다. 제조 공정의 '원재료' 안에 몰래 섞어 놓았을 것이다.

'효능과 효과에 관련된 접종상 주의점'에는 다음과 같은 네 가지를 적어놓았다.

① HPV-16형 및 18형 이외의 암 원성(原性) HPV 감염에서 기인하는 자궁경부암 및 그 전구(前驅) 병변의 예방효과는 확인되어 있지 않다.

여기에서도 16형과 18형 이외에는 '무효'임을 인정하고 있다.

② 접종 시에 감염이 성립해 있는 HPV의 배제 및 이미 발생한 HPV 관련 병변의 진행 예방효과는 기대할 수 없다.

그래서 소녀가 접종 대상이 된다.

③ 본제의 접종은 정기적인 자궁경부암의 검진을 대신할 수 없다. 본제 접종에 더하여 자궁경부암 검진을 받거나 HPV에 노출되는 것, 성 감염증에 대해 주의하는 것이 중요하다.

예방효과가 없으니까 검진을 받으라고 하는 것이나 마찬가지다.

④ 본제의 예방효과 지속 기간은 확립되어 있지 않다.

적당주의도 이쯤 되면 가관이다. 이것만으로도 결함투성이 제품이다.

더구나 '접종 요주의자'를 줄줄이 열거하고 있다. 우선 혈소판 감소증, 응고장애 등이 있는 사람이 이에 해당한다. 접종 후 출혈의 우려가 있기 때문이다. 그리고 심장혈관계, 신장, 간, 혈액 등에 질환이 있는 사람이나 발육 장애가 있는 사람, 나아가 예방접종으로 접종 후 이틀 이내에 발열 증상이 보이는 자, 과거에 경련을 일으킨 적이 있는 자, 과거에 면역부전의 진단을 받은 자 및 근친자 중에 선천성 면역부전증 환자가 있는 자, 임산부 또는 임신 중일 가능성이 있는 부인 등이다.

'이런 사람들에게는 접종해서는 안 된다고 금지하는군…….' 했더니, "이 뜻을 확실하게 익힌 다음에 주의하여 접종할 것" 이라고 되어 있다. 한마디로 사고가 일어날 때를 대비하여 금을 그어놓으라고 의사에게 지시하고 있다.

게다가 "본제는 근육 내 주사만 사용하고 피하주사 또는 정맥 내 주사는 사용하지 않는다"고 되어 있다. 부작용 발생의 원인이 되기 때문일 것이다. 그러나 의료현장에서 이런 주의사항이 엄격하게 지켜지고 있을까. 의사가 '첨부 문서'를 읽지 않는다는 것은 '의학계의 상식'이다.

■ 이렇게 무서운 '부작용'의 모든 것

'부(副)반응'의 항목은 더 충격적이다.

국내의 임상시험 612건 가운데 주사 부위의 '동통'이 606건(99%)을 차지한다. 거의 모든 소녀가 통증을 느끼고 있다. 얼마나 독성이 강한지 알 수 있을 것이다. '발적(發赤)' [8]은 540건 (88.2%), '부어오름'은 482건(78.8%)에 달한다.

나아가 '피로'는 353건(57.7%), '근통(筋痛)'이 277건(45.3%), '두통'

---

8) 발적 : 피부나 점막에 염증이 있을 때. 모세 혈관의 확장에 의하여 그 부분이 붉게 부어오르는 상태.

232건(37.9%), 오심, 구토, 설사, 복통 등을 비롯한 '위장 장애'가 151건(24.7%), '관절통'이 124건(20.3%), '발진'이 35건(5.7%), '발열' 34건(5.6%), '두드러기' 16건(2.6%) 등등…….

첨부 문서에는 이런 증상을 '부반응'이라고 일컬으며 얼버무리고 있지만, 실로 '부작용' 그 자체가 아닌가. 놀라운 것은 발생률이다. 예를 들어 근통은 45.3%, 두통은 37.9%나 된다. 물론 해외의 임상 데이터에서도 비슷하게 높은 발생률이 알려져 있다. 자궁경부암 백신의 독성이 얼마나 독한지 알 수 있다.

사태는 여기에 그치지 않는다. 첨부 문서에는 '부반응'과는 별도로 '중대한 부반응'이라는 항목이 있다. 목숨이 왔다 갔다 하는 위험한 증상이다.

① 쇼크, 아나필락시스(Anaphylaxis)[9]

쇼크란 혈압과 맥박의 저하, 안면 창백, 치아노제(Zyanose)[10] 등을 말한다. 아나필락시스는 격렬한 약물 알레르기를 말한다. 둘 다 급사하는 경우가 있다. 첨부 문서에는 '빈도 불명'이라고 되어 있으니 누구한테 일어난다고 한들 하등 이상하지 않다.

---

9) 아나필락시스 : 알레르기의 일종으로 항원항체반응에 의해 급격한 쇼크 증상을 일으키며 현저한 경우 죽음에 이르는 현상. 평활근의 연축이 기본적인 현상으로 혈액순환장애, 호흡곤란 등을 일으킨다.
10) 치아노제 : 국소적, 전신적으로 혈액 중에 산소가 결핍하여 선홍색을 잃어버려 피부나 점막이 청색이 되는 것. 혈행 장애나 호흡 장애로 인해 발생한다.

② 급성 산재성 뇌척수염

"통상 접종 후 며칠에서 2주쯤 사이에 발열, 두통, 경련, 운동장애, 의식장애 등이 나타난다"고 되어 있다. 증상으로 볼 때 자궁경부암 백신의 중증 후유증 대부분은 이 뇌척수염에 의한 것임을 알수 있다. 그러나 첨부 문서에는 "본 증상이 의심스러운 경우에는 MRI 등으로 진단하고 적절하게 처치할 것"이라고만 되어 있다.

③ 길랭–바레 증후군

두 손과 두 발에 힘이 들어가지 않는 난병이다. 여기에서도 "사지의 끄트머리부터 시작하는 이완성 마비, 건반사(腱反射)[11]의 감소와 약화 또는 소실 등의 증상이 나타날 때는 적절하게 처치할 것"이라고만 되어 있다.

④ 기타

심각한 부작용은 더 있다. 어지럼증, 지각 이상, 상(上)기도 감염, 저림, 전신 무력감, 사지 통증, 실신, 혈관과 미주신경[12] 반응, 간기능 이상, 포도막염, 각막염, 림프샘염 등등……. 여기에서 말하는 '혈관·미주신경 반응'이란 허청거리는 느낌, 식은땀, 혈압 저하, 오한, 메슥거림, 이명, 빈맥(頻脈, 잦은 맥박), 서맥(徐脈, 느린 맥박) 등이 있다.

---

11) 건반사 : 골격근의 힘줄을 피부 위에서 두드리면 반사적으로 그 근(筋)이 수축하는 현상.
12) 미주신경 : 열째 머릿골 신경으로, 운동과 지각의 두 섬유를 포함하며 내장의 대부분에 분포되어 있는 신경.

"아이에게 자궁경부암 백신을 맞혀볼까……"

만약 이렇게 생각하고 있다면 '의약품 첨부 문서'를 숙독하기를 바란다. 사랑하는 딸이 이런 부작용으로 괴로워할 우려가 있다. 더구나 예방효과는 제로! 그렇다면 정부, 의학계가 백신을 강행하는 목적은 하나밖에 없다.

실로 백신은 '시한폭탄'이다. 나중에 폭발하여 온갖 후유증을 일으킨다. 그러면 앞으로 의료시장에는 윤기가 돌 것이다. 요컨대 백신은 병인 대량생산을 노리는 덫이다.

2장

효과 없는
'인플루엔자 백신'

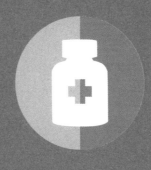

2장 효과 없는 '인플루엔자 백신'

▣ 집단접종으로 목숨을 잃은 소년의 비극

"세상에 이렇게 맛 좋은 것이 있었단 말인가!"

소년은 침대에서 우유 한 통을 다 비우면서 이렇게 중얼거렸다. 하지만 곧 '눈이 침침해……'라는 말을 남기며 심장의 박동 소리가 멈추었다.

O군, 중학교 3학년. 두 번째 인플루엔자 백신을 접종하고 9일째 되는 날 오전 11시 1분에 사망이 확인되었다.

1986년, 사이타마(埼玉)현 우라와(浦和)시(현 사이타마시)에 위치한 초·중학교에서 인플루엔자 집단 예방접종이 이루어졌다. 비극이 일어난 1980년대는 초·중학교라면 어디에서나 두 번의 예방접종을 연중행사처럼 치렀다. 당시의 후생성은 '접종률을 올리면 유행을 저지할 수 있다'고 선전했다. 관료, 학자, 현장의 교사들이 모두 접종률 향상에 혈안이 되어 있었다. 실로 '백신 환상' 그 자체였다.

이때 O군의 비극이 일어났다. 아들을 잃은 아버지는 말로 다할 수 없는 심정으로 중얼거렸다.

"학급의 아이들 전원에게 접종을 시키려고, 주사를 맞지 않겠다는 학생을 때린 교사도 있다는 이야기를 들었습니다."

O군은 첫 번째 집단접종을 받은 직후부터 반 친구에게 '몸이 안 좋다', '머리가 아프다'고 호소했다. 2주일 후 두 번째 접종을 받은 다음에도 집에 돌아와 '머리가 아프다'면서 곧바로 잠들었다. 상태가 급변한 것은 다음 날, 계속 발열이 있어 입원까지 했다. 건강이라면 남부럽지 않았던 소년은 눈에 띄게 쇠약해지더니 폐렴, 나아가 폐수종 증상을 보였고, 급기야…… 어린 생명이 사라졌다.

백신 환상에 사로잡혀 있는 사람이 많다. O군의 부모도 그랬다. 백신이 인플루엔자 감염을 예방한다는 정부의 말을 믿었다. 설마 그 주사 때문에 아들이 목숨을 잃으리라고는 생각조차 못 했다. 얼마나 억울하고 슬플지 상상하는 것만으로도 가슴이 미어진다.

인플루엔자의 집단접종을 강요한 정부의 책임은 말할 나위도 없다. 그러나 더욱 용서하기 어려운 것은 행정 당국이 소년의 죽음을 얼렁뚱땅 넘어가려고 한 점이다. 우라와시의 '예방접종 건강피해 인정위원회'는 다른 사인(死因)을 날조하여 백신의 부작용이 아니라는 보고를 발표했다. 시스템의 말단까지 의료 마피아의 마수가 뻗치고 있었다.

미국의 정의파 저널리스트인 유스터스 멀린스(Eustace Mullins)는 저서 《의료 살육》(오모카게바시슛판)에서 이렇게 주장하고 있다.

"백신의 유효성을 나타내는 증거는 없다."

그 사람뿐만이 아니다. 수많은 의사와 학자가 정색하고 유효성을 부정한다. '백신 환상'에 사로잡혀 있는 사람이라면 자기 귀를 의심할 것이다. 텔레비전이나 신문 같은 매스컴에서 진실은 한 글자, 한 마디도 보도하지 않으니, 그렇다 한들 무리도 아니다.

소년은 세계의 의료 이권을 장악한 마피아의 음모에 안타깝게 희생당하고 만 것이다.

▪ 백신의 거짓을 폭로한 '충격의 책'

인플루엔자 백신의 예방효과를 정면으로 부정한 연구논문이 있다. 유명한 '마에바시(前橋) 리포트'가 그것이다. 백신을 접종하지 않았던 군마(群馬)현의 마에바시시와 백신을 접종한 지역의 아이들을 비교한 연구였다.

그 결과는 양쪽의 인플루엔자 발생률에 전혀 차이가 없다는 것이었다. 백신 무효를 입증하는 결정적인 증거다.

《인플루엔자 백신은 맞으면 안 돼!》(후타바샤)라는 충격적인 책이 있다. 저자는 앞에도 나왔던 모리 히로코 박사다. 감염증 연구의 일인자인 저자는 이 책에서 이렇게 서술한다.

"인플루엔자 백신은 효과가 없습니다."

"바이러스를 배운 사람에게는 상식입니다."

인플루엔자 백신은 '일본에 들어왔을 때부터 효과가 없다고 알려져 있었다'고 한다. 그런데도 정부는 북 치고 장구 치며 대대적으로 추진하여 전국의 초·중학교에서 강제적으로 집단접종을 실시했다. 그리고 전국적으로 접종한 아이들의 급사(急死)라는 비극이 줄을 이었다. 얼마나 괴이한 일인가.

왜 인플루엔자 백신은 효과가 없는가.

그것은 끊임없이 모습을 바꾸는 바이러스를 백신이 따라잡지 못하기 때문이다. 모든 바이러스는 사람이나 동물이 감염당하면 변이를 일으키는데, 특히 인플루엔자는 변이의 속도가 엄청나게 빠르다.

올해도 작년처럼 A형 홍콩감기가 유행할 것 같다는 예보가 나올 때가 있는데, 이는 작년과 완전히 똑같은 감기가 아닙니다. 작년과 똑같은 A형이라는 말은 핵 부분의 기본형이 똑같다는 말인데,

가시 모양으로 돋아 있는 HA단백이나 NA단백은 확실하게 변화하고 있습니다.

바이러스가 세포에 들러붙으면 단 몇 시간 만에 수천 개의 자손을 만듭니다. 그만큼 폭발적으로 새로운 바이러스가 태어나지요. 그리고 그럴 때마다 변이를 일으킬 가능성이 있습니다.

따라서 모리 히로코 박사는 이렇게 표현한다.

"영원히 끝나지 않는 귀신놀음 같은 것입니다."

원체 백신은 '항원항체반응'이라는 면역 시스템을 이용한다. 항원항체반응이란 외부로부터 타자(항원)가 체내에 침입하면 몸이 항체를 만들어 항원과 결합해서 몸을 보호하는 인체 구조를 가리킨다.

백신의 경우는 독성을 약화시킨 병원체 성분을 접종하여 미리 항체를 만들어둔다. 그러면 병원체에 감염을 당했을 때 항체가 이미 있으니까 발병하지 않는다는 발상이다.

그러나 모리 히로코 박사가 지적하듯이 백신을 접종한 병원체와 유행하는 병원체가 다르면 어떻게 될까. 모처럼 만들어놓은 항체도 무력할 뿐이다.

인플루엔자만 그런 것이 아니다. 온갖 바이러스는 무한하게 변이를 일으킨다. 에이즈 바이러스도 매년 변이를 되풀이하고 있다. 바이러스만 그런 것이 아니다. 세균조차 변이를 일으키며 신종을 속속 탄생시키고 있다. 예를 들어 병원성 대장균 O-157은 'O항원이고, 157번째 발견된 균'이라는 말이다. 대장균조차 수백 종류의 변이종을 갖고 있다.

그런데 백신은 그중 단 하나의 종(種)으로 만들어진다. 수십, 수백의 변이종이 생겨난다면, 백신의 효과를 기대하는 것은 그야말로 깜깜한 밤중에 까마귀를 잡는 것과 마찬가지다.

그런데도 제약회사와 정부는 '백신의 유효성'을 주장한다. 도대체 무슨 근거로 그러는가? 모리 히로코 박사는 쓴웃음을 지으며 이렇게 대답했다.

"항체가(抗體價)가 올라가면 유효하다고 치는 것이지요."

나는 일본 국내에서 인가를 받은 모든 백신의 '의약품 첨부문서'를 입수하여 철저하게 정독했다. 그랬더니 거기에는 '○○ 종의 항체가 97%' 같은 표기가 있었다. 다시 말해 바이러스나 세균의 어느 특정한 종에 대한 항체가 생겼다고 쓰여 있는 데 지나지 않았다.

하지만 바이러스는 나날이 무한하게 변이를 일으키고 있다. 실제로 유행하는 것은 완전히 다른 종이다. 결국 영원히 따라잡을 수 없다.

▪ 모리 히로코 박사에게 '진실'을 듣다

아래는 모리 히로코 박사와 나눈 인터뷰 내용이다.

필자 바이러스나 세균은 수십, 수백으로 변이를 일으킵니다. 그러면 '항체 값'이 생겼다고 해도 효과를 볼 확률은 수십분의 1, 수백분의 1이 되는 것이 아닌지요?

모리 말씀 그대로입니다. 같은 것에 대해서는 효과가 있겠지만, 같은 것이 유행한다고 볼 수는 없습니다. 그래서 효과가 없다는 말이지요. 구조가 비슷하면 효과가 있겠지……. 이렇게 추측하는 것에 불과합니다. 어디까지 변이를 일으켜야 효과가 없어지는지도 잘 모릅니다.

필자 추진파가 말하는 '안전성'이나 '유효성'도 의심스러워지네요.

모리 처음부터 백신을 일률적으로 안전하다고 하는 것은 대단히 위험합니다. 예를 들어 알레르기 때문에 메밀국수를 먹을 수 없는 사람이 있습니다. 대다수 사람들에게는 맛있는 음식이라도 알레르기가 있는 사람에게는 독인 것이지요.

필자 개인마다 차이도 있고, 바이러스마다 개체의 차이도 있습니다.

모리 자궁경부암 백신 HPV도 50종류 이상의 형(型)이 있어요.

그중 단 두 가지만으로 모든 자궁경부암을 예방할 수 있다는 환상을 심어주고 있지요. 문제가 있다고 지적하면 '그러니까 암 검진도 받아야 한다'고 주장하는데, 일각에서는 '백신을 맞지 않으면 암에 걸린다'고 협박하는 의사도 있습니다.

모리 히로코 박사는 다음과 같이 단언한다.

① 추진파인 학자도 유효성을 증명할 수 없다.
② '20~30%의 효과가 있다'는 것은 새빨간 거짓말이다.
③ '백신은 중증이 되는 것을 막아준다'는 것도 새빨간 거짓말이다.
④ 인플루엔자의 열은 내려서는 안 된다.
⑤ 뇌증(腦症)13)과 인플루엔자는 다른 병이다.
⑥ 고령자는 인플루엔자를 두려워하지 않아도 된다.
⑦ 인플루엔자는 감기의 일종에 지나지 않는다.
⑧ 옛날처럼 맹렬한 유행은 있을 수 없다.
⑨ 인플루엔자로 죽는 일도 있을 수 없다.
⑩ '타인에게 옮기지 않도록 백신을 맞아야 한다'는 말도 거짓말이다.
⑪ 부작용은 거의 보고를 하지 않으며 보상도 없다.

13) 뇌증 : 머리가 어지럽고 가슴이 답답하며 열이 나는 병.

⑫ 후생노동성에 연구자들은 아무 말도 할 수 없다.

-《인플루엔자 백신은 맞으면 안 돼!》

일일이 거론하자면 밤을 새워야 할 지경이다. 정부도 제약회사도 이렇게까지 술술 거짓말을 잘도 해왔다.

원래 감염증은 코 등의 점막으로 감염된다. 한편, 백신은 혈액 속에 주사를 놓는다. 실은 혈액 속에 생긴 항체는 코 등의 점막에서는 한없이 무력하다.

인간의 몸을 병원체로부터 지키는 면역력의 80%는 점액이나 타액 속에 존재한다. 거의 모든 병원체는 맨 처음 눈, 코, 입, 성기 같은 점막으로 침입하기 때문이다. 바이러스나 세균이 갑자기 혈액 속으로 들어오는 일은 보통의 일상생활에서 일어나지 않는다. 뱀에 물리거나 깊은 상처를 입거나 할 때가 아니면 있을 수 없다.

주사로 백신을 주입해 혈액 속에 항체가 늘어난다 해도 면역력이 늘어나지는 않는다. 점액 속의 면역이 활성화되지 않으면 의미가 없다.

모리 히로코 박사도 이렇게 지적한다.

백신은 주사로 혈액 속에 바이러스를 넣음으로써 항체를 만듭니다. 그래서 혈액 속에 항체는 생깁니다. 하지만 목구멍이나 코에

항체가 만들어지지는 않습니다.

인플루엔자 바이러스는 혈액으로 감염되는 것이 아니다. 백신을 맞아도 목구멍이나 코는 무방비 상태다. 그래서 백신을 맞아도 인플루엔자에 걸리고 마는 것이다.

■ 인플루엔자 백신을 '낱낱이' 밝힌다

아까와 마찬가지로 '의약품 첨부 문서'를 참조하여 가장 대표적인 인플루엔자 백신을 '낱낱이' 밝혀보자.

상품명은 '인플루엔자 HA 백신'이다. 역시 첫머리에는 '극약' '생물 유래 제품'이라고 명기해놓았다.

'용법 및 용량'은 생후 6개월 이상~3세 미만이 0.25밀리리터, 3세 이상~13세 미만이 0.5밀리리터이고, 대략 2~4주 간격으로 두 번 주사를 놓는다. 13세 이상은 0.5밀리미터를 한 번, 또는 1~4주 간격으로 두 번 접종한다.

생후 6개월인 젖먹이한테까지 접종을 지도하는 현실이 놀랍기만 하다. 다시 한번 강조해둔다. 알맹이는 죽을 수도 있는 '극약'이다. 이 사실을 아는 보호자가 얼마나 될까.

'접종상의 주의'로는 다음과 같은 사항을 열거하고 있다.

① 심장혈관계 질환, 신장 질환, 간장 질환, 혈액 질환, 발육 장애 등 기초 질환을 갖고 있는 자.

② 예방접종으로 접종 후 이틀 이내에 발열 증상을 보이는 자 및 전신성 발진 등 알레르기를 의심할 수 있는 증상을 드러낸 적이 있는 자.

③ 과거에 경련을 일으킨 적이 있는 자.

④ 과거에 면역부전의 진단을 받은 자 및 근친자 중에 선천성 면역부전증을 가진 사람이 있는 자.

⑤ 간질성(間質性)14) 폐렴, 기관지 천식 같은 호흡기계 질환을 가진 자.

⑥ 본제의 성분 또는 달걀, 닭고기, 기타 닭에서 유래한 것에 대해 알레르기를 일으킬 염려가 있는 자.

이들 사항은 '주의'가 아니라 '금지'라고 해야 할 것이다.

'부반응'으로는 '주사 부위 동통'이 29.4%를 차지한다. 약 3분의 1이 주사 후에 통증을 호소한다. 그 밖에도 아이들은 주사한 부위의 '부어오름'(23.5%), '가려움'(20.6%), '열감(熱感)'(11.8%)을 호소한다. 피하에 '극약'을 주사로 놓은 것이다. 이상반응이 있다 한들 당연할 정도다.

14) 간질성 : 생물체 기관의 지지 조직(支持組織)에서 나타나는 성질.

다음은 더욱 소름 끼치는 일로 생명이 걸린 '중대한 부반응'이다.

① 쇼크, 아나필락시스 : 두드러기, 호흡 곤란, 혈관 부종 등

② 급성 산재성 뇌척수염 : 발열, 복통, 경련, 운동과 의식장애 등

③ 길랭-바레 증후군 : 사지의 끝부분부터 시작하는 이완성 마비, 건반사의 소실 등

④ 경련

⑤ 간 기능 장애 : 황달이나 간장 기능 수치의 이상

⑥ 천식 발작

⑦ 혈소판 감소 자반병15) : 자반, 코피, 구강점막 출혈 등

⑧ 혈관염 : 알레르기성 자반병, 알레르기성 육아 종성, 백혈구 파쇄성 혈관염 등

⑨ 간질성 폐렴 : 발열, 기침, 호흡 곤란 등

⑩ 뇌염, 뇌증, 척수염

⑪ 스티븐 존슨 증후군 : 피부의 짓무름, 수포 등

⑫ 네프로제 증후군16)

---

15) 자반병 : 전신의 피하나 점막에 출혈이 일어나서 자색의 작은 반점(紫斑)이 생기는 병.
16) 네프로제 증후군 : 혈액 속의 단백질이 신(腎)의 사상구체(絲狀球體) 병변으로 인하여 오줌 속에 다량으로 흘러나오는 증상.

이만큼이나 어마어마한 이상 증상이 당신의 아이에게 발생할 우려가 있다.

그중에서도 발진, 두드러기, 습진, 자반, 발열, 오한, 두통, 권태감, 일과성의 의식 상실, 어지럼증, 림프샘의 붓기, 구토, 메슥거림, 복통, 설사, 식욕 부진, 관절통, 근육통, 저림, 응어리, 안면 신경마비 등등…….

이것이 인플루엔자 백신의 첨부 문서를 요약한 내용이다. 다시 한번 읽어주기를 바란다. 이만큼 위험성이 따르는 '극약'을 아이에게 접종시킬 용기가 있는가.

원래 인플루엔자에 걸리면 3~4일쯤 만에 자연스레 항체가 생긴다. 더구나 체내에서 변이하는 바이러스에 항체가 생긴다. 백신보다 훨씬 제대로 된 면역력을 얻을 수 있는 것이다.

내가 존경하는 니가타(新潟)대학 의학부 교수인 아보 도오루(安保徹) 박사는 "감기보다 인플루엔자가 훨씬 고맙다. 그만큼 강한 면역력이 생기니까"라고 명쾌하게 말씀하신다. 실로 심오한 말이다.

해열제 등으로 열을 내리면 거꾸로 증상이 악화될 염려가 있다. 왜냐하면 발열은 바이러스를 억제하기 위한 치유 반응이기 때문이다. 열을 내리는 동안 바이러스가 증식하여 오한, 염증 등의 중증을 일으킬 수도 있다.

일반적으로 이야기하는 '인플루엔자 뇌증(腦症)'은 사실 해열제가 범인이었다.

말하는 김에 더 말하자면, 인플루엔자 예방으로 가글링, 손 씻기, 마스크는 별 도움이 되지 않는다. 일단 점막에 달라붙은 바이러스는 물로 씻어낼 수 없고 마스크도 바이러스를 막을 수 없다.

인플루엔자 예방의 최선책은 자신의 면역력을 높이는 것이다. 이를 위해 식사가 중요하다.

구체적으로 말해 콩, 깨, 미역, 채소, 생선, 버섯, 감자를 적극적으로 먹는다. 참기름, 등 푸른 생선, 호두 등 양질의 기름과 버섯 등 비타민D가 풍부하게 들어 있는 식품, 그리고 적당량의 마늘도 권한다.

나아가 과로를 피하고 충분히 휴식을 취할 것, 스트레스를 쌓아두지 말고 바로 발산할 것, 느긋하게 목욕하고 몸을 따뜻하게 할 것, 적당한 운동과 햇빛을 쐬는 것도 중요하다.

이런 사항은 인플루엔자 예방은 말할 것도 없고 만병의 예방으로 통한다.

■ 좀비처럼 부활하는 백신

인플루엔자 백신을 초·중학교에서 집단접종하기 시작한 것은 1962년이었다. 이해부터 백신의 생산량은 자릿수가 달라질 정도로 증가한다(표 3). 1976년에는 예방접종법을 개정하여 3세부터 15세까지 연 2회의 접종을 '의무'로 정했다. 그러나 이토록 강제적으로 접종해도 인플루엔자의 유행에는 아무런 변화가 없었다. 당연한 일이다.

당시 세계를 통틀어 인플루엔자 백신을 집단으로 접종한 곳은 오로지 일본뿐이다. 효과를 증명하는 데이터도 전혀 없었다. 젊은 바이러스 연구자였던 모리 히로코 박사는 1981년에

표 3. 인플루엔자 백신 생산량의 추이

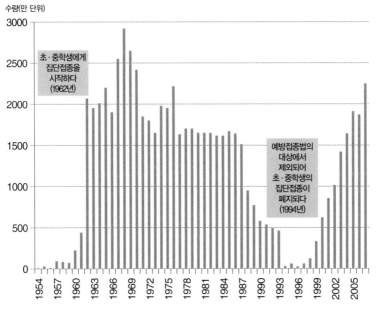

모리 히로코, 《인플루엔자 백신은 맞으면 안 돼!》, 후타바샤

효과 없는 '인플루엔자 백신'

어느 심포지엄에서 요코하마(橫浜)시의 예를 들어 다음과 같이 지적했다.

초·중학교의 예방접종과 학급 폐쇄의 관계를 10년 동안 조사했지만, 백신이 감염 확대를 억제하는 효과가 하나도 없었습니다.

그러자 일본바이러스학회의 회장이었던 도호쿠(東北)대학의 이시다 나카오(石田名香雄) 교수는 다음과 같이 단언했다.

여기에 있는 바이러스 학자 중에 인플루엔자 백신이 효과가 있다고 생각하는 학자는 한 사람도 없을 것이다.

이리하여 1980년대 중반부터 백신의 생산량은 격감하여 1994년에는 거의 제로에 이르렀다. 왜일까? 이해부터 초·중학교의 집단접종을 중단했기 때문이다.

1992년부터 1994년에 걸쳐 백신 피해에 관한 재판의 결과가 나왔다. 국가는 속속 패소했다. 재판소는 국가의 과실 책임을 인정하고 배상금의 지불을 명한 것이다. 국가에 의한 집단접종은 중대 과실이라고 사법부가 판결을 내렸다. 따라서 더 이상 접종의 강행은 위법이므로 국가는 어쩔 수 없이 집단접종을 그만두었던 것이다.

예방접종법을 개정하여 어린이의 접종 의무를 폐지했다. 이리하여 인플루엔자 백신은 예방접종법의 대상에서 제외되어 임의 접종으로 다루어졌다. 백신의 운명도 막을 내리는가 싶었다.

그러나 1998년부터 엄청난 기세로 생산량이 급증하기 시작했다. 매상에 가속도가 붙은 것은 후생노동성과 제약회사의 태도가 표변했기 때문이다. 그들은 백신의 무효성과 위험성을 인정하여 집단접종을 폐지하면서 이렇게 주장하기 시작했다.

"'중증'이 되지 않도록 예방하는 백신의 효과는 인정된다."

그들은 어린이에서 고령자로 타깃을 바꾸어갔다. 그야말로 노골적인 '시장 개척'이었다.

1995년에 한신(阪神)대지진이 일어나자 후생노동성은 '피해지역에서 인플루엔자가 유행할 우려가 있다'고 공포를 부채질했고, '65세 이상에게는 무료로 접종하겠다'고 하면서 18만 명분의 백신을 피해지역으로 보냈다.

하지만 예방접종을 받은 것은 겨우 2,857명이었다. 조사결과에 따르면 피난소에 있던 피해자 약 7,000명 가운데 인플루엔자 감염이 의심스러운 것은 겨우 15명에 불과했다. 모리 히로코 박사는 당시를 이렇게 기억했다.

결국 18만 명분의 백신은 쓸모없어졌습니다. 당시는 대부분의 사람들이 인플루엔자 백신이 필요 없다고 생각했던 것이지요.

그런데 1997년에 홍콩에서 조류인플루엔자 소동이 일어나고 일본에 대혼란의 불씨가 지펴졌다. 이때를 기다렸던 것처럼 매스컴도 정부도 공포를 부채질했다. 겁을 먹은 대중은 백신 주사를 맞기 위해 달려갔고, 백신 생산량은 장어가 물위로 뛰어오르듯 수직으로 상승했다.

또다시 의료 마피아의 전략이 승전고를 울렸다.

■ 빌 게이츠 재단의 '진정한 노림수'는?

비참한 백신의 재앙, 이는 1970년대까지 거슬러 올라간다.

당시 인플루엔자 백신은 전국의 초·중학생 전원에게 '강제 접종'을 실시했다. 그 때문에 가슴 아픈 사망사고와 후유증이 전국에서 대규모로 이어졌다. 피해자와 부모들은 재판을 걸어 제약회사와 국가의 책임을 물었다. 그것은 길고 긴 고난의 투쟁이었다. 이에 대해 모리 히로코 박사에게 물었다.

모리 1970년대 백신 피해자들이 《개인적 분노에서 공적 분노로 – 사회문제로서의 백신 재앙》(이와나미쇼텐)이라는 책을 냈어요.

'개인적 분노에서 공적 분노로'라는 말은 변호사인 요시와라 겐지(吉原賢二) 선생의 말씀이지요.

피해자들은 국가의 배상을 요청하고 26년 동안이나 재판을 통해 싸웠습니다. 전국에서 피해자가 모여 네 가지 집단소송을 일으켰던 것입니다. 국가로부터 사죄를 받은 것은 겨우 1999년, 니와 유야(丹羽雄哉)가 후생대신이 되고 나서였습니다. 당시 피해자의 가족은 이렇게 말했지요. '일단 전부 중지해달라, 그러고 나서 필요한 것만 남겨 달라.' 그분들도 지금은 80세, 90세가 되었습니다. 제발 그분들의 노고를 헛되이 하지 않았으면 좋겠습니다.

국민도 완전히 마비되어 '저기에서 누가 죽었다', '여기에서 누가 죽었다'고 해도 그것을 중단시킬 힘이 없습니다. 그래서 백신의 이권 집단은 부활하고 있지요. 이럴 수가 있나요. 예전보다 훨씬 더 심각합니다.

필자 배후에 있는 것은 거대한 제약 이권 집단…… 마피아입니다.

모리 네, 마피아입니다. 정말 백신 마피아라고 생각해요.

필자 선의로 베푸는 것처럼 행세하면서 뒤에서는 막대한 이익을 챙기고 있어요.

모리 중앙아프리카에서 에이즈 진료소를 열고 있는 친구가 있습니다. 거기에 프랑스에서 인플루엔자 백신을 보내옵니다.

유효기간이 한 달밖에 남지 않은 조악한 제품이지요. 일본도 팔다가 남은 것을 '원조'라는 명목으로 보내고 있겠지요. 원조를 받은 이상 접종을 해야만 한다고 생각하여 현지인은 주민에게 접종합니다. 사실은 결핵과 에이즈 대책으로 정신이 없는 곳인데, 그런 곳에 인플루엔자 백신을 '원조 물자'라고 해서 보내다니요.

필자 빌 게이츠 재단도 인구 삭감을 위해 백신을 '원조'하고 있다고요?

모리 빌 게이츠는 세계의 인구 억제를 확실하게 주장하고 있어요. 난자의 착상을 막는 '불임 백신'을 개발하려고 하지요. 이는 확실한 것 같아요. '가족계획'이라는 미명하에 말이지요.

필자 동물의 단종 처치나 다를 바 없어요.

모리 맞아요. 똑같은 짓이지요. 확실히 개발도상국의 인구는 폭발적으로 늘어나고 있어요. 그러나 이를 막는 방법이 백신밖에 없다고 한다면 나치스와 뭐가 다르지요? 단종 정책이자 우생사상이 아닙니까? 가공할 일이지만, 아마도 그것까지 보는 것을 내 수명이 허락하지 않는다는 것이 다행이라면 다행이겠지요.

명석한 논조 가운데 따뜻한 마음이 전해진다. 모리 히로코 선생은 마지막으로 이렇게 인터뷰를 맺었다.

모리 남성들은 죄다 목소리를 높이지 않습니다. 백신은 좋은 것이라고 엄청난 세뇌를 받고 있어요. 끔찍한 세상이니까 마지막까지 나라도 말을 안 할 수 없지요. 그래서 이래저래 늙은 몸에 채찍을 휘두르고 있는 셈입니다.

3장

백신의 부작용과
배후

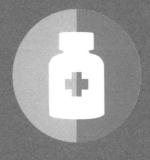

3장 백신의 부작용과 배후

■ 주사 맞고 겨우 5분 만에 의식불명이 되다

백신 접종으로 우리 아이가 갑자기 죽는 사태를 예측할 부모는 한 명도 없다. 그러나 비극은 그렇게 찾아온다. 사랑하는 아이를 잃은 부모는 망연자실할 수밖에 없다.

2012년 10월 17일, 기후(岐阜)현 미노(美濃)시에서 열 살 난 남자아이가 주사를 맞고 겨우 5분 만에 의식불명과 심폐정지에 이르렀다. 그리고 병원에 실려 간 지 고작 2시간이 지났을까, 결국 세상을 떠나는 비극이 일어났다. 남자아이는 엄마 손에 이끌려 시내의 클리닉을 찾아갔었다. 정부가 권하는 '일본뇌염 백신'을 접종하기 위해서였다.

직감적으로 생명의 위기를 느꼈던 것일까. 남자아이는 주삿바늘을 보자마자 기겁하여 진료실을 뛰쳐나갔다고 한다. 그런

남자아이를 엄마와 간호사가 양팔을 붙잡았고 원장이 거기에 주삿바늘을 찔렀다.

그 직후 이변이 일어났다. 남자아이는 축 늘어져 의식을 잃었다. 클리닉 안에서는 소동이 일어났다. 구급차를 불러서 남자아이를 시내의 큰 병원으로 이송했다. 그러나 그 아이는 두 번 다시 눈을 뜨지 못했다.

엄마도 간호사도 의사도 그 아이를 위한다는 생각에 독한 마음으로 주사를 놓았을 것이다. 설마 그것이 천추의 한이 될 줄은…… 세 사람의 심경을 생각하면 가슴이 저려온다.

실은 올해 7월에도 어린아이가 일본뇌염 백신을 접종한 후 급성뇌증으로 사망했다. 접종 이틀 후부터 발열, 경련을 일으키더니 1주일 후에 숨을 거두었다.

후생노동성은 당초 '백신은 관계없다'고 공표했고, 나아가 쇼바야시 도쿠아키(正林督章) 결핵감염증 과장은 매스컴 취재에 응하여 '상세한 조사는 필요 없다'고 대답했다. 감독관청의 책임자가 조사도 하지 않고 '관계없다'고 공언했다.

그런데 매스컴이 날카롭게 추궁하자 다음과 같이 견해를 바꾸었다.

"접종 후 드물게 뇌염, 뇌증이 일어나는 것은 알고 있었다. 몰랐던 현상은 아니다."

드물다고는 해도 뇌염을 막아야 할 예방접종이 뇌염을 일으킨다니⋯⋯. 그런 일을 후생노동성의 책임자가 '잘 알려져 있는 일'이라고 태연하게 입에 담는다. 도대체 무엇을 위한 접종인가? 그야 말할 필요도 없이 거대한 백신 이권 때문이다. 후생노동성의 관료들이 의료 이권의 주구에 지나지 않는다는 것은 이 일례만으로도 충분히 알 수 있을 것이다.

그로부터 겨우 3개월 뒤에 또다시 비극이 되풀이되었다. 인과관계를 부정할 도리가 없다.

젖먹이에게까지 백신 접종을 강행하는 비도덕과 잔인함에 대해 모리 히로코 박사에게 물었다.

필자 이쯤 되면 백신을 '독'으로 봐야 하지 않을까요?

모리 '독'입니다. 그것을 주사기로 몸속에 넣습니다. 의사가 하는 일이니까 허용할 뿐, 일반적으로는 상해죄에 해당합니다. 백신 피해자를 수없이 보아왔지만, 부모들은 '잘되기'를 바라는 마음으로 접종을 시킵니다. 그러나 그 때문에 장애를 입고 맙니다. 그래서 모두 고통스러운 마음으로 백신 반대운동을 벌이고 있습니다.

그런데 외국자본의 제약회사가 들어오면서 착실하게 준비해온 예방접종제도를 눈 깜짝할 사이에 부수어버리고 말았습니다. 동시에 차츰차츰 불필요한 백신을 늘리고 있습니다. 0세 유아에게 1년 동안 10회나 주삿바늘을 꽂아대는 정책을 어떻게 실시할 수 있는 것일까요? 예전보다 더한 분노가 끓어오릅니다.

필자 조사하면 조사할수록 악마라는 생각밖에는 안 듭니다.

모리 그렇지요. 예전에는 홍역과 파상풍 정도만 접종해도 괜찮다고 생각했어요. 하지만 외국자본이 이렇게 몰려오고 나서는 동시접종도 안전하다고 말해요. 후생노동성 공무원에게 '젖먹이에 대한 학대'라고 말했더니 '그런 식으로 말하지 말라'고 해요. 하지만 만약 젖먹이가 말을 할 줄 안다면 '학대예요!' 하고 화를 내겠지요.

■ 일본뇌염 환자는 연간 세 명

일본뇌염의 백신 접종으로 뇌염 발생……. 사망자의 지속적인 발생에 대해 매스컴이 추궁하자 후생노동성은 궁지에 몰렸다.

후생노동성은 어쩔 수 없이 '일본뇌염에 관한 소위원회'를 설치했다. 일본뇌염 백신의 피해에 중증의 예는 없다고 처음부터 끝까지 부정하던 후생노동성은 뒤로 자빠질 만한 사실을 공표했다.

"중증의 부작용이 107명에게 일어났습니다."

일본뇌염 백신을 정기적으로 접종하기 시작한 것은 2009년

6월이었다. 그로부터 2012년 6월까지 겨우 3년 만에 뇌염, 경련, 마비 같은 중증의 부작용이 107명이나 되는 어린이에게서 발생하여 후생노동성에 보고되었다. 그 밖에도 가벼운 부작용을 포함하면 237명, 구체적인 증상을 말하자면 다음과 같다.

발열 41건

열성 경련 15건

경련 15건

구토 12건

뇌척수염 10건

아나필락시스 5건

심각한 부작용은 이뿐만이 아니다. '미회복', '후유증'으로 보이는 환자가 적어도 8명이나 있다. 부작용으로 인한 뇌염으로 자리에 몸져누운 아이도 있다.

그러면 왜 이렇게 위험을 무릅쓰면서까지 정부는 일본뇌염 백신의 접종을 강행하는 것일까.

"아이들이 일본뇌염에 걸리게 하고 싶지 않기 때문이지요!"

필시 이런 반론도 나올 것이다.

그러나 바이러스를 매개로 삼는 홍모기가 많은 오키나와조차 환자의 수는 1980년 이래 단 두 명뿐이었다. 일본 전체를 보더라도 적은 해는 연간 세 명이다. 한 해에 단 세 명……. 이 숫자를 안다면 백신을 접종시키는 부모는 한 명도 없을 것이다.

이미 일본뇌염이라는 감염증은 일본에서 거의 박멸되었다. 그런데도 정부가 무의미한 일본뇌염 백신의 접종을 강행하는 까닭은 연간 100억 엔 이상의 예산을 통해 백신 이권을 부풀리려는 무리가 있기 때문이다. 물론 예산을 성립시키는 관료와 정치꾼도 백신 이권을 챙기는 일원이다.

정부는 지금도 국민에게 예방접종이라는 '독물 주입 의식'을 강요하고 있다. '그들'이 말하는 감염증의 예방을 위해서가 아니다. 독물의 주사를 맞은 아이들은 실로 거대한 백신 이권의 제단에 바치는 희생양일 따름이다.

모리 히로코 박사에게 이에 대한 말씀을 들었다.

모리 일본뇌염 백신의 정기 접종은 2005년부터 2009년까지 중단했었습니다만, 그동안 환자는 나오지 않았어요. 그때 그대로 그만두었더라면 좋았을 겁니다. 하지만 무언가 새로운 백신이 나오면 대대적으로 선전하면서 고액의 돈을 받고 임의로 접종합니다. 그러면 야당까지 나서서 '부자만 접종하는 것은 괘씸하지 않은가?', '무료화하라'며 정기 접종을 요청합니다. 세상에 이렇게 괴이쩍은 장사가 또 있을까요.

필자 백신에는 1,000억 엔 단위로 여기저기에 예산이 할당되어 있어요. 배후에 백신 이권 집단이 필시 존재하겠지요?

모리 '백신추진위원 연맹'이라는 것이 있어요. 회장은 예전에 후생노동대신이었던 사카구치 지카라(坂口力)입니다. 그러니까 공명당의 의원은 절대로 반대를 못해요. 이전에 나한테 '더 이상 백신 접종 사안에 초를 치지 말아 달라'고 부탁한 후생노동성 관리도 있었어요. '언젠가 안락사를 시켜줄 테니까 훼방 좀 놓지 말라'고 말이지요…….

■ 100년 전부터 다수 발생하는 사망 피해

각종 백신 접종으로 아이들이 갑자기 죽는 것은 일본만의 비극이 아니다. 세계적으로 100년 전부터 보고가 이어져 온 비극이다. 예를 들어보자.

1916년

미국 사우스캐롤라이나주 컬럼비아에서 주민 322명이 '장티푸스 백신'을 집단접종. 그중 63명이 중증의 중독 증상을 일으켜 4명이 사망했다. 나아가 26명이 국부에 종양이 발생, 강한 발암 작용도 의심스럽다.

1919년

미국 텍사스주 댈러스에서 '디프테리아 백신' 접종을 받은 젖먹이 가운데 100명 이상이 중증의 디프테리아가 발병하여 10명이 사망했다.

1924년

오스트리아 바덴에서 '디프테리아 백신' 접종을 한 34명의 유아 중 17명이 중증의 디프테리아가 발병하여 그중 7명이 사망했다.

1926년

구소련의 우즈베키스탄공화국 타슈켄트에서 '디프테리아 백신'을 접종한 어린이 14명 가운데 8명이 2주일 이내에 사망했다. 나머지 중 4명도 한 달 이내에 사망했다. 치사율이 무려 86%다.

1928년

오스트레일리아 번더버그에서 '디프테리아 백신'을 24명의 소아에게 접종시켰다. 5번째 접종 후 의식불명과 경련 등이 발생하여 15~34시간 안에 12명이 사망했다. 사망률이 50%인 셈이다. 나머지 소아의 주사 맞은 곳에서는 종양이 발생했다.

1930년

콜롬비아 메데인에서 '디프테리아 백신'을 접종한 젖먹이 48명 가운데 16명이 중증 디프테리아 발병으로 사망했다. 그중 14명은 접종 후 24~60시간 안에 급작스럽게 죽었다.

독일의 뤼베크에서는 'BCG 백신(결핵 백신)'을 생후 10일 이내의 신생아 251명에게 경구 투여했는데, 그중 72명에게 결핵이 발병하여 갑자기 사망했다. 대부분은 투여하고 2~5개월 이내에 사망했다. 살아남은 유아 중 135명에게도 결핵이 발병했다. 이 참극은 '뤼베크 사건'으로 알려져 있다.

1932년

프랑스 손에루아르(Saône-et-Loire)에서 '디프테리아 백신'을 소아 172명에게 접종했다. 다음 날 8명이 고열, 구토 등을 일으켜 사망했다. 다른 아이들도 주사 맞은 곳에 종양이 생겼다.

1933년

이탈리아 베네치아와 기타 지역에서 '디프테리아 백신'을 젖먹이 수백 명에게 접종했는데, 30명 이상이 사망했다.

옛날에는 특히 디프테리아 예방접종으로 인한 사망사고가 잦았다. 이 백신에는 예방효과가 전혀 없을 뿐 아니라 국가적인 규모의 집단접종 때문에 환자가 300배나 증가했다.

제2차 세계대전 중에 나치스 독일은 국민 전원에게 디프테리아의 예방접종을 강제 실시했다. 그러나 1939년, 독일 국내의 디프테리아 환자 수는 15만 명이라는 경악할 만한 수에 달했다.

한편, 예방접종을 전혀 도입하지 않았던 노르웨이에서는 디프테리아 환자 수가 같은 시기에 겨우 50명이었다. 이는 무려 3천 배의 차이를 보인다. 한마디로 디프테리아 예방접종은 환자를 3천 배 부풀리는 '효용'밖에는 없었다는 말이다.

그러면 좀 더 현대와 가까운 시기를 살펴보자.

1942년

미국에서 '황열(黃熱) 백신'을 미군 병사에게 집단접종했는데, 약 5만 명의 병사가 B형 간염에 걸렸다. 그 후 많은 사람이 간암으로 번져 사망했다.

1945년

스웨덴에서 '홍역 백신'을 어린이 3명에게 접종했더니 6~8시간 후에 전원이 구토, 설사, 고열, 의식장애, 치아노제 등이 발생하여 2명이 사망했다.

1946년

스웨덴에서 11명에게 '투베르쿨린(Tuberculin) 백신'을 접종했더니 전원이 구토, 설사, 고열을 동반한 급성 증상을 일으켰다. 그중 한 사람이 순환기 장애로 인해 17시간 후에 사망했다.

1948년

일본의 미야기(宮城)현에서 '백일해 백신'을 2세 이하의 젖먹이에게 접종했다. 첫 번째는 183명, 두 번째는 161명이었다. 개중에 64명이 접종 후에 발병하여 2명이 사망했다.

일본의 교토부에서 '디프테리아 백신'을 젖먹이 16,000명에게 접종했는데, 그중에 606명이 접종 부위에 이상 증상을 나타냈고, 68명이 갑자기 사망했다. 입원 치료를 요하는 환자는 150명에 달했다. 이 비극은 '교토 사건'이라고 일컬어진다.

1960년

브라질 세아라주에서 '광견병 백신'을 66명에게 집단접종했는데, 18명이 광견병 증상으로 사망했다. 광견병이 걸린 개에게 물린 것은 5명에 지나지 않았다.

1971년

멕시코에서 '파상풍 백신'을 집단접종했는데, 접종을 받은 사람

(실제 수는 불명) 가운데 99명이 파상풍을 일으켜 40명이 사망했다.

1976년

미국에서 '인플루엔자 백신'을 집단접종했는데, 접종 후 2개월쯤
지나고 나서부터 길랭 – 바레 증후군 증상이 속출했다. 발병률이
만 명 당 약 한 명으로 비접종자의 5~6배에 달했다.

1980년

헝가리에서 '백일해와 면역혈청 백신'을 집단접종했는데, 접종
을 받은 성인 2명과 어린이 23명이 파상풍을 앓았고 그중 어린이
10명이 사망했다.

이상은 구로카와 마사미(黑川正身)의 저서 《백신은 안전한가》
(오쓰키쇼텐)를 참조했다. 이 책은 도쿄도 대형서점의 책장에 꽂혀
있던 백신 관련서 가운데 안전성을 캐묻는 유일한 책이었다.
그런데도 '이 책에서는 백신의 역할에 관해 새삼스레 언급하
지 않겠다'고 기술해놓은 점은 이해하기 어렵다. 저자는 이 책
을 간행한 1993년 당시, 국립위생연구소 명예회원이라는 직함
을 갖고 있었다. 말하자면 국내 굴지의 백신 권위자인 것이다.
그런 사람이 어째서 백신의 장점에 대해서는 언급을 하지 않은
것일까. 알 수 없는 노릇이다.

▓ 의사도 경고하는 백신의 유해성

"백신은 효과가 없습니다."

이렇게 단언한 사람은 내과의사 우쓰미 사토루(內海聰)다. 그가 백신을 규탄하는 첫 번째 이유다.

> 이는 수많은 연구에 의해 이미 증명되어 있지만, 당연하게도 의학자나 제약업계는 결코 인정하려들지 않습니다. 그것을 인정하면 밥그릇이 줄어들기 때문이지요.
> ─《의학 불필요론》

두 번째 이유는 스스로 판단할 수 없는 어린이에게 접종을 한다는 점이다. 어른은 스스로 조사하여 스스로 결단하는 일이 가능하다. 그러나 백신은 다르다. 판단력이 없는 아이들을 중심으로 강행한다. 의학계나 제약회사도 그 점을 교묘하게 이용하고 있다.

세 번째 이유는 백신에 들어 있는 물질의 위험성 때문이다. 우쓰미 사토루 의사는 세계의 제약 이권이 향정신약에서 백신으로 옮아가고 있다고 말한다.

> 제약회사의 입장에서 벌써 정신약 개발은 낡은 시대의 산물이 되

고 있습니다. 정신약의 내부 사정이 까발려지고 있어서 돈벌이의
매력이 줄어들고 있는 것이지요. 그래서 그들은 정치를 움직여서
강제적으로 접종시킬 수 있는 백신에 눈을 돌렸습니다.

우쓰미 사토루 의사는 자신의 저서에서 다메키요 가쓰히코(為
淸勝彦)와 와타나베 아야(渡辺亞矢) 번역의 〈백신의 모든 정체〉라는
발군의 논문을 소개하고 있다. 이 논문을 신뢰할 수 있는 이유
는 미국의 권위 있는 양심파 의사와 학자들이 83명이나 참가
하여 서명하고 있기 때문이다.
"이 내용을 보면 백신이 얼마나 위험한지 알 수 있습니다."
다음은 백신과 관련 있다고 입증된 병, 즉 백신 접종에 의해
발병할 수 있는 병이다.

알레르기, 아토피성 피부염, 관절염, 천식, 자폐증, 암, 당뇨병(젖먹
이. 아동에게 발병), 신장병, 유산, 신경질환, 면역질환, 젖먹이 돌연사
증후군(SIDS), 위산역류(젖먹이)

다음에 열거한 것은 백신의 부작용이다. 의학적으로도 이미
입증된 바 있고, 일부는 '의약품 첨부 문서'에도 확실하게 기재
되어 있다.

돌연사, 관절염, 출혈성 장애, 혈액 응고, 심장 발작, 패혈증, 귀 감염, 실신(쓰러진 경우 골절을 동반할 때가 있다), 중증 신장 기능장애(인공투석이 필요), 간질, 두드러기, 아나필락시스, 중증 알레르기 반응

이미 미국의 연방백신피해보상제도(NVICP)는 백신 피해자에게 12억 달러 이상을 지불했다. 결국 미국 정부는 백신 접종이 이렇게 엄청난 부작용을 '대량생산'한다는 것을 인정한 셈이다.

나아가 이 논문은 백신의 성분을 백일하에 드러냈다.

세균, 야생 바이러스

백신의 재료인 동물세포의 배양으로 생겨났다.

수은

신경독이라는 점이 충분히 증명되어 있지만, 엄연하게 전 세계의 인플루엔자 백신 등에 섞여 있다. 그 밖의 백신에도 미량의 수은이 잔류해 있는 경우가 있다.

알루미늄

뼈, 골수, 뇌의 변성을 일으킬 가능성이 있는 독물.

생물세포

원숭이나 개의 신장. 닭, 소, 사람의 세포 등.

젤라틴

돼지나 소의 젤라틴을 사용한다. 아나필락시스를 일으키는 것으로 알려져 있다. 3종 혼합 백신(홍역, 유행성 이하선염, 풍진)에 대량 섞여 있다.

포름알데히드

방부액으로 사용한다. 발암물질로 알려져 있다.

폴리소베이트 80

암컷 쥐를 통한 실험으로 불임증, 수컷 쥐를 통한 실험으로 고환의 위축을 일으키는 것이 판명되었다.

글루타민산나트륨(MSG)

대사이상(당뇨병), 발작, 그밖에도 신경장애를 일으킨다. 흡인(吸引) 타입의 인플루엔자 백신에 들어가 있다. 이른바 '맛있는 조미료' 자체다.

▪ '발달장애', '자폐증'도 백신이 원인?

이 논문은 백신을 접종한 아이들과 접종하지 않은 아이들의 비교에 관해서도 보고하고 있다. 실로 흥미로운 조사라 할 만하다.

이 조사를 실시한 주체는 '제너레이션 레스큐(Generation Rescue)'라는 자폐증의 연구 및 치료 단체였다. 조사 대상은 캘리포니아주 및 오리건주에 거주하는 아이들 17,647명이었다. 대단히 대규모적인 역학 조사라고 할 수 있다. 과연 그 결과는 어떠했을까.

천식 : 발병률 120% 증가

주의력 결핍 과다행동장애(ADHD) : 발병률 317% 증가

신경질환 : 발병률 185% 증가

자폐증 : 발병률 146% 증가

정말 놀랄 만한 결과다. 백신이 병자를 '대량생산'하는 덫이라는 사실을 명징하게 보여주고 있다. 천식이 120% 증가하는 것도 백신 성분 때문에 면역 이상이 가속화되어 알레르기 증상이 강해졌기 때문일 것이다.

더욱 오싹한 사실은 백신을 접종시킨 아이들에게 심각한 정

신장애가 발생한다는 점이다. 발달장애의 하나인 ADHD는 백신을 접종하지 않은 아이의 3배 이상으로 발생한다. ADHD는 백신에 숨겨진 중대한 부작용이다.

ADHD는 최근에 미국을 비롯한 선진국 아동에게 잦아 커다란 사회문제가 되었다. 주의력 결핍으로 어느 일에도 집중할 수 없다. 산만하게 주변을 돌아다니기 때문에 공부를 할 수 없다. 원인은 불명으로 되어 있다.

ADHD 환자의 뇌는 주의력 등에 관계하는 오른쪽 두엽 피질, 반사와 반응의 억제에 관계하는 대뇌기저핵, 동기 부여에 관계하는 소뇌충부 등이 '뚜렷하게 위축되어 있다'고 한다. 한마디로 '무언가의 원인'으로 뇌의 발달이 저해되고 있다.

여기에서 자궁경부암 백신의 첨부 문서에 쓰여 있는 '중대한 부반응'을 떠올려주기를 바란다. '급성 산재성 뇌척수염'이라는 말이 있었다. 즉 백신 접종에 의해 뇌나 척수가 염증을 일으킨다. 염증으로 뇌 기능이 손상된다. 실신, 경련, 운동장애, 의식장애 같은 부작용도 그 결과로 발생한다.

신경질환을 일으키는 원흉은 보존료로서 백신에 포함된 수은이다. 현재 유아에게 접종시키는 백신에는 허용량의 4천 배를 넘는 수은이 첨가되어 있다. 수은은 뇌에 중대한 손상을 가한다. 그것은 미나마타병의 비극을 생각해낼 것도 없이 의학계의 상식이다.

사정이 이렇다면 ADHD나 자폐증의 원인은 분명하다. 그렇다고 백신만 원인이라는 말은 아니다. 예를 들어 내분비계 교란물질(환경호르몬)도 원인의 하나다. 유독화학물질이나 전자파도 원인으로 생각할 수 있다. 하지만 마지막으로 등장하는 최악의 범인이 바로 백신이다.

연구자들은 'ADHD의 원인은 아직 알 수 없다'고 주장한다. '형편에 불리한 진실'을 언급하면 그들의 밥그릇이 위태롭기 때문이다.

경악을 금치 못할 것은 이런 백신의 희생자인 어린이들이 다음에는 향정신약의 희생자가 된다는 점이다. 미국의 정신의학계에서는 ADHD 아이에게 '리탈린(Ritalin)'이라는 부작용이 심한 향정신약을 투약하고 있다. 실로 의료 마피아가 쳐놓은 덫은 산 넘어 산이다.

리탈린의 주요한 부작용은 신경과민, 불안 증대, 불면, 식욕저하, 두통 같은 신경증상이다. 약을 남용하면 각성제와 마찬가지로 환각과 망상도 나타난다. 백신 등으로 뇌를 손상당한 아이들에게 향정신약을 투여하면 도대체 어떤 결과를 일으킬까. 아이들이 다다르는 곳은 한도 끝도 없는 의존증이며, 나아가 폐인, 자살일 것이다…….

또는 부작용으로 인한 죽음이라는 결말도 얼마든지 있을 수 있다. 미국식품의약국의 보고에 따르면 미국에서는 1990년부

113
백신의 부작용과 배후

터 2000년에 걸쳐 리탈린에 의한 중독사가 186명이나 된다는 보고가 나와 있다.

자폐증의 문제도 심각하다. 이 논문에는 '발병률 146% 증가'라고 되어 있지만, 이탈리아에서는 이미 사법 당국이 백신 접종과 자폐증 사이의 인과관계를 인정하고 있다. 영국의 신문 〈인디펜던트〉에 의하면 2004년, 발렌티노 보카라는 9세의 건강한 남자아이가 MMR 백신을 접종한 직후부터 지극히 심한 불안감을 호소했다. 진단은 자폐증이었다. 이탈리아 북동부의 리미니 재판소는 백신이 원인이라고 판단했고, 이탈리아 보건당국에 대해 17만 4천 유로를 배상하라고 명령했다.

〈인디펜던트〉에는 '지금도 비슷한 소송을 이미 100건가량 검토하고 있다'고 한다. 이 판결은 같은 피해로 인해 별수 없이 억울함을 담아둬야만 했던 사람들이 맞서 싸우도록 힘을 실어주었다.

1970년 이후 자폐증을 일으킨 아동이 급격하게 증가하고 있다. 영국에서는 64명 중에 한 사람꼴로 자폐증을 앓는다. 불길한 점은 자폐증의 증가와 백신 접종의 증가가 비례한다는 것이다.

문제가 된 MMR 백신이란 홍역, 유행성 이하선염, 풍진을 대상으로 삼는 3종 혼합 백신을 말한다. 일본에서도 같은 것을 아이들에게 접종하고 있다. 이 말은 곧 일본의 아이들에게도 자폐증이라는 부작용이 발생할 우려가 있음을 뜻한다.

지금까지 백신 업계는 자폐증의 피해를 호소하는 목소리에 냉담했다. 영국의 '백신 배상금 지불연합'이라는 단체는 과거 10년에 34건이나 되는 소송에 대응하고 있다. 그러나 제약회사가 피해자에게 배상금을 지불한 경우는 그중 60%, 그것도 소액에 불과했다.

그러나 흐름은 바뀌고 있다. 2010년 미국에서도 같은 소송이 일어나 피해자 가족에게 150만 달러의 배상금 지불이라는 판결을 내렸다. 판결에서는 다음과 같은 결론을 통해 백신이 정신장애와 지적 장애의 원인이 될 수 있다는 것을 시사했다.

"백신은 미지의 장애를 악화시킨다."

덧붙여 백신이 자폐증의 원인이라는 것을 발표한 사람은 앤드루 웨이크필드(Andrew Wakefield)라는 의사다. 그의 공적은 높이 기려야 할 것이다. 그러나 현실은 정반대였다. 우쓰미 사토루 의사는 이렇게 말한다.

의학계는 유명한 과학 잡지인 《랜싯(Lancet)》에서 그의 논문을 철회시켰고, 의사의 활동조차 금지했다. 이런 반응이야말로 의학계의 본심 그대로일 것이다.

■ 소아마비 백신이 '소아마비 환자'를 낳는다

제약 마피아는 진작부터 소멸한 병의 약을 아직도 만들어내면서 일확천금을 거두고 있다. 예를 들어 소아마비는 일본에서 1981년 이후 한 명도 발병하지 않았다. 그런데 세계의 제약회사는 아직도 소아마비 백신을 계속 대량생산하여 전 세계의 어린이들에게 접종을 강행하고 있다.

종래의 생(生) 폴리오 백신보다 안전성이 높다고 하는 불활성화 소아마비 백신을 개발한 조너스 소크(Jonas Edward Salk) 박사는 1977년 9월, 미국 의회에서 다음과 같이 증언했다.

> 1970년대 초, 미국에서 발생한 소아마비는 거의 생 폴리오 백신의 부작용일 가능성이 큽니다.

소아마비 박멸의 공로자로 일컬어지는 조너스 소크 박사 자신이 소아마비의 원인을 백신이라고 인정하고 있다. 그러면 그가 개발한 백신은 정말 안전한 것일까? 미국의 신문 〈워싱턴 포스트〉 1988년 1월 26일 자에는 다음과 같은 지적이 실려 있었다.

"1979년 이후에 발생한 소아마비의 원인은 모두 백신 때문이다."

백신은 쓸모없는 데 그치지 않는다. '인공 소아마비 환자'를 전 세계로 확대하고 있다. 실로 덫이자 시한폭탄이다.

그러나 이런 보도가 나와도 백신 마피아는 꿈쩍도 하지 않고 '소멸한 병을 치료하는 약'을 줄기차게 제조한다. 일본도 마찬가지다. 30년 이상이나 환자 수가 제로인데도 정부는 소아마비 예방접종을 수백억 엔이나 들여 추진하고 있다. 국민은 순한 양처럼 순종한다.

필자 소아마비는 일본에서 1981년에 소멸했습니다.

모리 네, 최근 30년 동안 환자가 나오지 않았어요. 야생 폴리오는 제로입니다. 그러니까 예방접종은 하지 않아도 되지요. 그런데 '생균(生菌) 백신'은 그만두고 '사균(死菌) 백신'으로 교체했으니까 안전하다고 합니다. 생 백신의 단계에서 그만두었어야 합니다. 야생 폴리오 이외에는 예방접종으로 피해가 나오고 있어요.

백신의 첫 번째 죄는 '효용이 없다'는 것, 두 번째 죄는 '독물'이라는 것, 세 번째 죄는 '병을 일으킨다'는 것, 네 번째 죄는 '감염증을 폭발시킨다'는 것이다. 소아마비만 그런 것이 아니다. 모든 백신의 참된 목적은 감염증을 폭발시키는 것이다. 이것이 진실임을 잊어서는 안 된다.

처음부터 예방접종의 원조라고 할 천연두도 백신으로 인해 폭발적인 확산을 가져왔다. 디프테리아, 소아마비, 자궁경부암, 조류인플루엔자 등등 백신이 이 모든 유행의 발생 원인이다. 백신의 정체가 '생물학무기'니까 당연한 일이다.

홍역을 예로 들어보자.

현재의 홍역 환자에게서는 'A형 홍역바이러스'가 검출되는 일이 많다. 하지만 'A형 홍역바이러스'는 이미 자연계에서 유행하지 않는다. 한편, 세계적으로 접종하고 있는 홍역 백신은 약 50년 전에 분리된 A형 홍역바이러스 종을 바탕으로 만들어진다. 오랜 기간에 걸쳐 배양하여 인공적으로 만들어진 약독주(弱毒株)다.

따라서 만약 홍역 환자에게서 A형 바이러스가 검출되었다고 한다면, 그것은 거의 틀림없이 백신에서 유래한 홍역이다. 홍역 백신은 홍역 환자를 양산하고 있는 것이다.

"주민의 100%가 홍역 백신의 접종을 마친 지역에서 홍역이 유행했다."

이런 기괴한 현상을 미국질병통제예방센터가 발표하고 있다. 이어서 이렇게 말한다.

"예방접종을 받았는데도 유행한다는 것은 이해할 수 없는 일이다."

미국질병통제예방센터의 관리는 시치미를 떼고 있는 것이다.

'백신이야말로 홍역 유행의 원인'이라고 정직하게 말할 수는 없으리라. 그러나 미국 국민들은 이런 간단한 정부의 속임수에 깜빡 속아 넘어가고 있다. 일본도 사정은 다르지 않다.

이리하여 '백신을 접종하면 병에 걸리지 않는다'는 거짓말은 만천하에 드러나고 있다. 그래서 의료 마피아는 '접종해두면 중증화를 막는다'고 목소리를 조금 낮추어 권유한다. 그러나 그것조차 깡그리 거짓말이다. 접종을 했다고 해서 가볍게 넘어간다는 데이터는 없다.

우쓰미 사토루 의사는 울분을 터뜨리는 목소리로 이렇게 주장한다.

백신을 반드시 접종하자, 접종률 100%를 반드시 달성하자, 접종하지 않으면 불이익을 받는다…… 이런 식으로 하는 말은 위법 행위이며 헌법 위반입니다.

맞는 말이다. 그러나 각 자치단체 등에서는 이런 식으로 당당하게 외친다. 정신이 아득해지는 이야기다.

일본에서 예방접종은 대체로 의무가 아닙니다. 그러니까 '반드시'라든가 '접종을 안 하면 ○○해주지 않겠다'는 말은 아주 부적절합니다. …… 이를테면 공립학교가 금기나 신념, 종교적 이념에 근거하여 접종을 거부하는 사람의 입학을 거부하는 일이 요사이 일어나고 있는 듯합니다. 이것은 헌법 19조, 20조, 26조에 위반한다고 할 수 있습니다.

－《의학 불필요론》

■ 731부대 - 인체 실험과 백신의 그늘

반쯤은 재미 삼아 하는 실험도 있었습니다. 대원들에게 들은 이야기로는 혈관 속에 주사로 공기를 얼마나 넣으면 죽는지 본다든지, 원숭이나 말의 피를 수혈해본다든지, '위와 장 뒤집기'라고 해서 위와 장의 위치를 바꾸어 봉합하는 실험도…….

1995년 12월, 작가 모리무라 세이이치(森村誠一)의 강연에서 나온 말이다.

그는 전쟁 중 731부대에서 벌어졌던 참극, 즉 소름 끼치는 인체 실험의 전모를 폭로했다. 저서 《악마의 포식》(가도카와쇼텐)은 전국을 전율의 도가니로 몰아넣으면서 경이적인 베스트셀러가 되었다.

731부대는 1930년대에 일본이 중국의 하얼빈에서 조성한 부대다. 당시의 만주국 여기저기에 포진하고 있던 관동군은 소련

군의 남하를 저지하기 위한 결정적인 '무기'를 모색하고 있었다. 그때 군의(軍醫) 한 사람이 손을 들었다.

"의학을 '무기'로 삼아서 써보면 어떠한가?"

그가 바로 이시이 시로(石井四郎) 중장이다. 당시 군의는 제1선으로 나갈 수 없었기에 중장 이상으로는 승진할 수 없었다. 야망을 품고 있던 이시이 시로 군의는 출세를 노리고 '세균과 바이러스를 무기로 사용할 것'을 관동군 상층부에 제안한 것이다.

"과연, 그러면 소련군의 남하를 저지할 수 있겠군!"

군의 간부들은 새로운 '무기'의 발상에 크게 고무되었다. 이리하여 '생물학무기' 개발을 향해 첫걸음을 내디뎠다.

이시이 시로는 책임자로 임명받았다. 그가 제일 먼저 주목한 것이 페스트균이다. 이는 전염력과 치사율이 막강하여 유럽에서도 가장 꺼리던 세균이다. 더구나 페스트균을 무기로 사용할 수 있다면 비용이 무척 싸게 먹힌다.

신형 무기에는 실험이 불가결하다.

'중국에서 실험하면 일본에 감염이 퍼질 염려가 전혀 없다.'

군부는 하얼빈 교외에 생물학무기 개발을 위한 특수부대를 창설하여 731부대라고 명명했다. 약 3천 명의 대원을 소집한 731부대에 이시이 시로 군의는 부대장으로 발탁된다.

실험에는 대량의 '재료'가 필요하다. 그래서 모아들인 것이 중국인이었다. 전쟁포로, 아편중독자, 죄수, 반일활동가, 일본

군의 매수에 넘어가지 않은 사람, 민족주의나 공산주의의 사상범이라는 혐의를 받는 사람 등이 실험 대상이었다. 헌병대에 붙들린 그들은 기차에 태워져 하얼빈까지 호송되었다. 대원들은 그들을 '마루타'(장작)라고 불렀다.

이렇게 '마루타'가 되어 살육당한 희생자는 3천 명도 넘는다고 전해진다. 이 숫자는 어디까지나 731부대에 의한 희생자일 뿐이기 때문에 실제로는 틀림없이 더욱 많을 것이다.

그러면 그곳에서는 어떤 실험을 했을까. 모리무라 세이이치 작가는 이렇게 설명한다.

건강한 '마루타'를 대상으로 우선은 세균 감염을 실험합니다. 세균에 감염되면 이번에는 동상 실험입니다. 일본군에게 동상의 극복은 중요한 과제였기 때문이지요. 마지막으로 독가스 실험으로 죽여 버립니다. 조금도 낭비가 없도록 철저하게 인간을 실험 재료로 썼던 것입니다.

그곳에서는 백신의 생체 실험도 이루어졌다. 세균이나 바이러스로 감염시킨 '마루타'에게 백신을 접종하여 그 효과를 조사한다. 그 밖에도 살아 있는 상태에서 해부하는 등, 말로는 도저히 표현할 수 없는 엽기적인 광경이 밤낮으로 연구동 안에서 펼쳐졌다. 실로 전율할 만한 잔혹성이다.

종종 731부대를 아우슈비츠와 비교하곤 한다. 그러나 아우슈비츠에서 잔인무도한 일을 담당한 것은 직업군인이었다. 한편, 731부대는 약 3천 명의 대원 가운데 90%가 민간에서 모집한 의사, 화학자, 연구자 등 입대 전에는 모두 선량한 시민이었다.

그런데도 그들은 앞에서 말한 끔찍스러운 인체 실험을 태연하게 자행하기에 이르렀다. 사람은 상황에 따라 악마가 되기도 하고 짐승으로 변하기도 한다.

지금도 그렇지만, 의사에게 인체 실험은 차마 이루기 힘든 꿈입니다. 쥐나 모르모트를 대상으로 실험한다 한들 성에 차지 않는 결과만 얻을 뿐이지요. 하지만 731부대에서는 인간을 대상으로 실험을 할 수 있었던 겁니다. 이 점은 의학자에게 아주 커다란 매력이었습니다.

731부대는 이런 매력을 미끼로 삼아 일본 전역에서 우수한 의사와 연구자를 대량으로 징집했다. 그러나 국민은 이렇게 잔혹한 인체 실험이 이루어지고 있다는 사실을 알 도리가 없었다. 내부 사정은 완벽하게 은폐되어 있었다.

게다가 인체 실험이 벌어진 곳은 731부대 말고도 더 있었다.

1933년 즈음부터 중국 각지에 설치했던 육군병원에서는 군의의 교육을 위해 '수술 연습' 삼아 잡혀 온 중국 사람들을 산 채로 해부하거나 인체 실험을 하여 죽이는 일이 벌어지고 있었다.

- 《증언 생체해부》(도분칸숏판)

전체적으로 얼마나 많은 사람이 도륙을 당했을지, 상상하는 것만으로도 소름이 돋는다.

■ 전후 의학계를 배후에서 지배하는 옛 대원들

그리고 패전을 맞이했다.

연합군최고사령관 총사령부(GHQ)[17]가 전쟁범죄인을 적발하기 시작했다. 그러나 731부대의 오싹한 학살행위를 단죄하는 일은 없었다. A급 전범이 되기는커녕 B급, C급 전범조차 되지 않았다. 아니, 731부대의 존재 자체가 은폐되었다.

왜 그럴까? 그 이유를 모리무라 세이이치 작가는 이렇게 설명한다.

---

17) GHQ : General Headquarters의 머리글자. 1945년 제2차 세계대전 후 일본 점령 정책을 실시하기 위해 도쿄에 설치한 관리 기구로 1952년 샌프란시스코 강화조약 발효 때까지 일본을 지배했다.

731부대장 이하, 고급간부가 미국과 거래를 했기 때문입니다. 당시 미국은 731부대의 실험 데이터를 갖고 싶은 마음이 굴뚝같았지요. 그래서 731부대의 관계자를 전쟁범죄인으로 소추하지 않는 대신, 실험 데이터를 모조리 미국 측에 건넸던 겁니다.

당시 미국의 메릴랜드주에도 포트 데트릭(Fort Detrick)에 미 육군 시설이 존재했다. 의학연구시설이라는 명목하에 생물학무기의 개발과 실험 등을 행하는 곳이었다. 그곳의 연구원이었던 에드윈 힐과 조셉 빅터는 다음과 같이 미국 정부에 제언했다.

731부대의 실험 데이터는 수백만 달러의 출자와 오랜 기간에 걸친 연구의 성과입니다. 이런 귀중한 데이터는 우리 미국의 연구실에서 얻을 수 없습니다. 그것을 단 700달러라는 푼돈으로 손에 넣을 수 있단 말입니다! 실로 저렴하기 짝이 없지요. 그러니 731부대의 대원들을 전범으로 소추하지 않을 것을 청합니다.

결정적인 증언이다. 이렇게 양손을 피로 벌겋게 물들인 3천 명의 대원들은 귀향하는 군인 속에 몰래 몸을 감추었다.

나는 소년 시절에 〈나는 조개가 되고 싶다〉라는 드라마를 봤다. 그때 받은 충격은 지금도 가슴을 콕콕 찌른다. 상관의 명령으로 벌벌 떨면서도 총검으로 포로를 찔러 죽인 이등병이 전

후에 연합군 GHQ에 잡혀 C급 전범으로 사형 판결을 받는다. 프랭키 사카이가 연기하는 이발소 남자는 13계단을 올라갈 때 이렇게 중얼거린다.

이제 인간이라면 진절머리가 난다. 다음에 다시 태어난다면, 그래…… 난 조개가 되고 싶다.

한편, GHQ의 소추를 면하여 전국으로 흩어진 731부대의 대원들은 그 후 어떻게 되었을까. 그들 대다수는 아무 일도 없었다는 얼굴로 전후의 의료현장에 복귀했다. 개중에는 대학의 의학부 교수, 제약회사의 연구소 간부 또는 사장 자리를 꿰찬 대원도 적지 않다.

비가열제제로 혈우병 환자에게 HIV감염을 만연시킨 녹십자의 설립자, 나이토 료이치(內藤良一)는 731부대의 간부로 이시이 시로의 오른팔이었다. 교토부립의과대학의 학장이었던 요시무라 히사토(吉村寿人)도 731부대에서 인체 실험을 했다. 육상자위대 위생학교의 교장이었던 소노구치 다다오(園口忠男)도 마찬가지다. 전후 일본에서 의학계 중진은 731부대의 살아남은 잔병들로 채워졌다고 해도 과언이 아니다.

▪ 백신 이권의 뿌리가 여기에 있다

731부대에서 연구하고 개발하던 페스트균 같은 생물학무기에 의해서는 아군도 당하는 일이 있다. 따라서 백신의 연구와 개발도 동시에 이루어졌다. 화학무기를 개발할 때 해독의 연구도 병행하는 것과 같은 이치다.

생물학무기의 개발에서는 피험자의 50%에게서 감염을 일으키는 값 'MID50'을 조사하는 일이 우선 중요하다. 731부대에서는 페스트, 티푸스, 적리(赤痢)[18], 콜레라, 탄저균 등 8종류 병원체의 'MID50'이 확인되어 있었다. 당연히 '마루타'에게 감염시키는 생체 실험이 없었다면 얻을 수 없는 수치다.

나아가 731부대의 소년대원이었던 시노즈카 요시오(篠塚良雄)는 2004년에 출판한 저서 《일본에도 전쟁이 있었다》에서 다음과 같이 고백하고 있다. 요약해서 소개해보기로 하겠다.

731부대에서는 당시 페스트의 백신을 개발하고 있었습니다. 내가 소속한 반에서도 5명의 중국인을 이용하여 인체 실험과 생체 해부를 실시했습니다. 4명에게는 4종류의 페스트 백신 주사를 놓았습니다. 비교의 대상자인 1명에게는 백신 주사를 놓지 않았습

---

18) 적리 : 유행성 또는 급성으로 발병하는 소화기 계통의 전염성 질환.

니다.

1개월 후, 5명 전원에게 페스트균액 1cc를 주사로 주입했지요. 이 주사를 맞고 5명 전원이 페스트에 걸렸습니다. 맨 처음 발병한 사람은 백신 없이 페스트균 주사를 놓은 남성이었습니다. 2, 3일 후에는 고열이 나고 얼굴이 창백해지더니 다음 날 빈사 상태에 빠졌고 얼굴색이 새까맣게 변해갔습니다.

'마루타'를 관리하는 특별반 대원에 의해 벌거숭이에 아직 숨이 붙어 있는 상태로 들것에 실려 우리가 대기하고 있는 해부실로 옮겨졌습니다. 전신을 고무 방호복으로 감싼 군의 소위가 청진기로 심장 소리를 확인했습니다. 그러자 군의 소좌로부터 시작하라는 명령이 떨어졌습니다.

이렇게 산 채로 해부를 당하여 꺼내진 장기는 연구재료로 쓰일 '표본'이었다. 그 밖의 병원체에 대해서도 비슷한 실험이 되풀이되었다. 심장이 얼어붙을 것 같은 광경이다. 더구나 병원체의 감염력 측정이나 미지의 병원체 발견도 진행되었다. 감염력이 강한 균주(菌株)를 얻어 '세균 폭탄'을 만들어 공중에 뿌리기 위해서였다.

1945년 8월 9일, 소련이 갑자기 참전하여 만주로 진격해왔다.

이날부터 731부대는 세균 병기의 개발과 사용, 피험자 살육 같은 증거를 인멸하는 데 온 힘을 기울였습니다. 우선 살아남은 '마루타'를 남김없이 살해하고 사체를 소각하여 버렸습니다. 실험을 기록한 서류와 필름 등도 소각하고 주요 시설은 공병대를 시켜 폭파했습니다. 또한 부대원과 그 가족은 소련군에 붙잡히지 않도록 특별열차로 일찍 귀국시켰습니다. 그 덕분에 소련과 중국의 포로로 붙잡힌 731부대의 간부나 부대원은 극히 적은 수에 그쳤습니다.

종전 후 일본을 점령한 미국 정부는 손쉽게 이들 귀중한 의학 데이터를 통째로 삼켰다. 그 데이터는 록펠러연구소(나중에는 록펠러대학) 등으로 넘어가 제약회사의 백신 개발에 밑거름이 되었다. 나아가 미국의 생물학무기 연구기관과 731부대 출신자 사이에 긴밀한 관계가 만들어졌다.

731부대에 의한 '귀중한' 생체 실험 데이터를 입수하여 혜택을 누린 것이 록펠러재벌이다. 그들이야말로 세계 의료 이권의 꼭대기에 군림해 있고, 록펠러연구소는 그들의 총본산이다. 이 연구소에서는 백신과 의약품, 생물학무기까지 다양한 개발과 연구가 행해졌고, 놀랄 만큼 많은 노벨상 수상자를 배출했다. 록펠러재벌의 자금력과 정치력을 감안한다면 당연한 결과일 것이다.

■ 록펠러재단의 '최종 목표'

20세기 초부터 록펠러재벌은 석유와 화학업계뿐만 아니라 의료와 제약산업까지 자신의 지배력을 뻗쳐왔다. 1973년에는 세계전략의 일환으로 미국 이외에도 유럽과 일본에 거점을 구축했다. 그것이 이른바 '삼극위원회(The Trilateral Commission)'라는 것이다.

삼극위원회의 목적은 석유와 화학 카르텔 및 의료와 제약 카르텔의 지배를 통해 '신세계 질서(new world order)'를 구축하는 것이다. 미국의 저널리스트인 유스터스 멀린스는 저서 《의료 살육》에서 이렇게 서술한다.

의료의 분야에서 진정한 위기가 일어나고 있다는 것, 즉 세계적 규모의 음모가 의료의 영역을 침식하고 있다는 것이 확실해졌다. 음모의 목적은 사람들의 건강을 계획적으로 아주 낮은 수준까지 끌어내리는 것이다. 고의로 사람들의 건강을 악화시켜서 얻은 이익은 바야흐로 1조 달러에 달한다.

그들의 목적은 거액의 이익을 손에 넣는 것에 그치지 않는다. 유스터스 멀린스는 이렇게 강조한다.

가장 중요한 것은 악질적이게도 건강 문제를 이용하여 국제정치적인 야망, 즉 궁극적으로 전 세계 사람들을 냉혹한 신세계 질서에 복종시킬 것을 노린다는 점이다.

① 미국질병통제예방센터(CDC)

② 보건복지부(HHS)

③ 공중위생국(PHS)

④ 미국식품의약국(FDA)

⑤ 미국의사회(AMA)

⑥ 세계보건기구(WHO)

정부기관의 직원이 오랜 기간 예방접종의 의무화를 열심히 추진하면서 백신을 제조 판매하는 거대 제약회사를 향해 호령하고 있다. 우연의 일치라고는 생각할 수 없다.

일본도 다를 바 없다. 자궁경부암 백신 등의 접종 추진에 정치가나 관료를 막론하고 혈안이 되어 있다. 막대한 이권의 떡고물이 떨어지기 때문이다. 물론 그 뒷배에는 세계를 지배하는 록펠러재벌이 버티고 있다.

유스터스 멀린스는 이러한 음모의 흑막을 꾸미는 자들을 '기생충'이라고 부른다. 기생충은 교육이나 매스컴, 정부를 조종하여 숙주에게서 떨어져 나가지 않도록 하는 동시에 의료 시스템의 지배로 위험한 의약품을 제공하여 숙주를 약화시키고 있다.

여기에서 숙주는 말할 것도 없이 우리 자신을 가리킨다. 이렇게 그들 기생충은 우리에게 들러붙어 있다. 유스터스 멀린스는 우리에게 이렇게 경고한다.

약에 매달려 살아가는 숙주들에게 위험이 다가온다고 필사적으로 경고하고 있지만, 도리어 반감을 살 뿐입니다. 왜냐하면 이미 숙주들은 일종의 마비 상태에 빠져 있어서 최종적인 죽음을 기다리고 있을 따름이기 때문입니다.

백신 환상이야말로 그가 경고하는 '마비 상태' 자체이며, 달리 말하면 '세뇌 상태'라고 할 수 있다.

현대의학 '교회'는 병에 감염될 위험은 '성스러운 백신'에 의해서만 피할 수 있다고 주장합니다. 그리고 생체에 병원체라는 이물질을 주입하면 '의학의 기적'이 일어나 평생 병원체에 대한 면역이 생긴다고 합니다.

현대의학 중에 가장 뿌리를 깊이 내리고 있는 것은 틀림없이 다수의 예방접종 프로그램일 것입니다. 이것들은 의료독점체제가 가장 안정적으로 이권을 얻는 방법이기도 합니다.

■ 일본은 이제 세계 백신의 실험장

영국의 문명비평가 데이비드 아이크(David Icke)는 돼지인플루엔자도, 조류인플루엔자도 인공적으로 만들어진 것이라고 고발한다.

돼지인플루엔자 백신을 지구상 모든 사람들에게 강요하려고 하는 지금처럼 위급한 시기는 없다. 돼지인플루엔자 바이러스는 모든 인류에게 백신을 강제하기 위해 대규모의 공황상태를 일으키려고 연구실에서 인공적으로 제작해낸 것이다.

바이러스 제조와 살포가 장기적으로 계획해놓은 백신 접종 계획을 실행하기 위한 것이라고 한다면, 결론은 하나뿐이다. 돼지인플루엔자는 그리 대수로운 문제가 아니다. 위험한 것은 백신이다.
- 〈뉴스레터〉

일본은 바야흐로 세계를 대표하는 백신의 실험장이 되고 있다. 우리는 '그들'의 술수에 어떻게 대처하면 좋을까.

모든 백신을 무조건 거부하라. 장애자, 사망자가 되고 싶지 않다면 말이다! 왜냐하면 장애자, 사망자를 만드는 것이 정부가 하려는 일이기 때문이다.

아무리 그래도 이건 너무 과격한 의견이 아니냐고 반발하는 사람도 있을 것이다. 순진한 사람일수록 정부가 그런 끔찍한 일을 할 리가 없다고 고개를 설레설레 저을 것이다. 그러나 데이비드 아이크에 따르면 그것이 지구를 지배하는 '어둠의 권력'의 정체다.

백신으로 박멸했다고 주장하는 병은 백신을 도입하기 전부터 감소해왔다. 발병이 되지 않는 이유는 인체의 강력한 면역 시스템이 풀가동하고 있기 때문이다. 백신은 오히려 방해가 될 따름이다.

'백신 신앙'이 우리를 지배하고 있다. 그러나 세뇌당했다고 깨닫기 시작한 사람도 적지 않다. 지금은 세계적으로 반대운동이 퍼지고 있다.
"데이비드 록펠러가 백신 비즈니스와 대량학살의 혐의로 지명 수배……."

인터넷에 어떤 부인이 '고발장'을 게재하여 화제에 올랐다.

우리 부부는 산과학(産科學)의 교육자가 되기 위해 공부해왔습니
다. 그동안 얻은 정보, 논문, 보고 등에 의해 모든 예방접종이 사
기 행각의 산물이라는 것을 알았습니다.

그뿐만 아니라 백신은 건강하던 사람을 돌연 죽음에 이르게도 하
고 아이들의 몸과 뇌를 손상시킬 만큼 해로운 것입니다. 약 20년
전, 남편과 나는 다섯 아이들에게 예방접종을 시키지 않기로 결
심했습니다.

이렇게 말하며 그녀는 데이비드 록펠러를 비롯하여 국제정
치학자인 헨리 키신저(Henry Kissinger), 영국의 엘리자베스 여왕
등을 고발했다.

백신에 의한 '그들'의 생물학적 테러 범죄를 고발한 예로는
오스트리아의 여성 저널리스트인 야네 뷔르거마이스터(Jane
Bürgermeister)가 유명하다. 여염집 사람들조차 '그들'의 악행을 눈
치채는 시대가 온 것이다.

4장

백신을
'낱낱이' 밝히자!

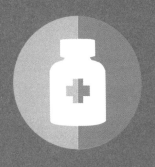

■ 소, 돼지, 새…… '짐승의 피'가 체내로

소, 돼지, 말, 양, 고래, 닭, 원숭이……. 백신에 사용되는 동물 원료의 예를 들면 이와 같다. 마치 동물원 같지 않은가.

백신 제조에는 이런 동물의 체액과 혈액 등을 사용한다. 당연히 주사를 맞으면 이런 이물질이 체내로 들어온다. 중세의 서양의학에서는 동물의 체액을 환자의 몸속에 주입하는 소름 끼치는 의료행위가 이루어졌지만, 환자의 반수 이상은 괴로워하다가 죽었다고 한다. 국제자연의학회의 회장인 모리시타 게이이치(森下敬一) 박사는 이렇게 경고한다.

이런 것을 경구 투약하는 것은 문제가 없습니다. 그러나 주사 같은 것으로 사람의 혈액 속에 집어넣어서는 안 됩니다. 이종 단백질이기 때문에 당연히 거부반응을 일으키지요.

나아가 보존제로서 배합되어 있는 것이 유기수은 화합물인 티메로살(Thimerosal)이다. 데이비드 아이크는 소리 높여 경고한다.

수은은 어린이의 자폐증과 유관한 독이므로 뇌 기능을 손상시킬 우려가 있습니다. 따라서 수은을 함유했을지도 모를 참치를 먹지 말라고 임산부에게 경고하는 것입니다. 그런데도 정부와 위생 당국은 수은을 포함한 물질을 주입하는 것에 찬동하고 있습니다.

백신은 몸뿐만 아니라 정신을 파괴한다. 놀라지 마시라, '그들'은 이 정도에는 꿈쩍도 하지 않는다.

그 밖에도 백신에는 방부제로 쓰이는 발암물질인 포르말린이나 뇌를 손상시킬 수 있는 중금속인 수산화알루미늄 등도 배합되어 있다. 이러한 유독물질의 위험성에 대해 모리 히로코 박사는 이렇게 말한다.

필자 이런 식이라면 '짐승의 피'를 수혈하는 것과 마찬가지가 아닙니까?

모리 그렇습니다. 그것도 무엇이 들어 있는지 모르고요. 아무리 깨끗하게 정제해도 이물은 이종단백질로 남습니다. 원숭이의 신장도 사용하고 달걀도 씁니다. 그래서 '달걀 알레르기가 있다'고 말하면 인플루엔자 백신을 거부할 수 있답니다.

필자 심각한 거부반응이 일어나지는 않을까요?

모리 그래서 오늘날 이토록 알레르기나 아토피가 늘어나고 있는 겁니다. 하지만 아무도 그런 지적을 하지 않지요. 이물질을 체내에 직접 넣는 일은 근대의학이 생겨난 이래 아주 최근의 일입니다. 앞날이 창창한 아이들을 생각한다면 절대로 있을 수 없는 일입니다.

필자 해외 문헌에는 '돼지인플루엔자 백신에서 80종류 이상의 유독 이물 성분이 확인되었다'고 나와 있더군요. 특히 보조제(adjuvant)에는 불임제가 들어 있다고도 하고요.

모리 동물한테 불임을 일으키는 성분이 들어 있다는 이야기는 들었어요. 설마 불임정책 때문에 집어넣은 것은 아니겠지요? 생각만 해도 소름이 쫙 돋네요.

필자 후생노동성이 작성한 젖먹이의 예방접종 스케줄(표 4)을 보면 '생후 2, 3개월에 주사를 놓고'라고 쓰여 있어요.

모리 아무리 소량이라고 해도 10번이나 주삿바늘을 꽂아 주입한다니……. 기가 막힐 노릇입니다. 일본은 세계에서 가장 유아사망률이 낮은 나라입니다. 그런데도 유아사망률이 높은 미국을 따라 한다는 게 말이 되나요? 이런 주사를 맞히면 앞으로 유아사망률이 높아질 겁니다.

표 4. 백신 접종 권장 스케줄

2개월	인플루엔자균 b형(HIB) ①, 폐렴구균 ①, B형간염 ①
3개월	HIB ②, 폐렴구균 ②, B형간염 ②, DPT(디프테리아, 백일해, 파상풍) ①, BCG ①, 소아마비 ①
4개월	HIB ③, 폐렴구균 ③, DPT ②
5~11개월	B형간염 ③, DPT ③
6개월 이후	인플루엔자(연 1회. 12세까지는 2회씩)
12~15개월	HIB ④, 폐렴구균 ④, DPT ④, 소아마비 ②, MR(마진, 풍진) ①, 수두(수포창) ①, 유행성 이하선염 ①
3세	일본뇌염 ①~②
4세	일본뇌염 ③
5~6세	MR ②, 수두(수포창) ②, 유행성 이하선염 ②
9세	일본뇌염 ④
10세 이후	자궁경부암 ①~③, MR ③~④, 디프테리아, 파상풍의 추가접종 등

※ 후생노동성의 지도를 받아 일본소아과학회가 작성

※ 숫자는 몇 회째인가를 나타냄

■ 풍진은 사흘이면 낫는 '가벼운 감염증'

그 밖에도 잘 알려진 백신으로 풍진 백신이 있다.

2013년 봄부터 여름에 걸쳐 '대유행'을 보도한 바 있는 풍진은 도대체 어떤 병일까? 의학전문 서적에 쓰여 있는 참고 사항은 의외일 정도로 깔끔하다.

"가벼운 감염증. 치료하지 않아도 완전히 낫는다."

일반 가정에서 널리 구비하고 있는 국어사전인《고지엔(広辞苑)》의 풀이를 보라.

"붉은 발진과 발열이 특징. 2~3일 만에 낫는다……."

정말 어이가 없다. 풍진의 별명은 '사흘 홍역!', 그야말로 걱정할 만한 병이 아닌 것이다.

그런데 의료 마피아는 "임신 중 엄마에게 감염되면 아기의 심장이나 눈, 귀 등에 장애를 일으킬 수 있다"고 위협한다. 그러나 감염의 대상은 어른이 아니라 거의 어린아이들이다.

만약 우리가 풍진 백신을 접종할 경우, 대부분은 '홍역·풍진 혼합 백신'의 주사를 맞는다. 그러면 '의약품 첨부 문서'를 들여다보자.

우선 맨 첫머리에는 다른 백신과 마찬가지로 '극약'이라고 되어 있다. 독성이 강하고 때로는 사망을 초래할 수도 있다는 뜻이다. 원재료에는 아까도 말했던 동물 유래 성분이 다량 포함되어 있다.

제조법은 이러하다.

홍역바이러스를 닭의 배세포(胚細胞)에서 증식시킨 액체에 토끼의 신장 세포에서 배양한 풍진바이러스를 혼합한다. 거기에 안정제를 더하고 동결 건조시킨다. 공정 중에 돼지의 췌장을 원료로 사용하고, 나아가 혈청 같은 '동물종 및 원산국이 분명하지 않은 생물 유래 원료'를 사용한다…….

기분이 꺼림칙해진다.

'주의 사항'을 보면 접종 후 발열 등 알레르기 증상을 보이는 사람이 있을 수 있다는 것, 접종 전에 반드시 문진, 체온 검사, 진찰을 받을 것, 임신 가능한 부인은 약 1개월 동안 피임한 다음 접종할 것, 백신 접종 후 약 2개월 동안 임신하지 않도록 주의할 것이라고 되어 있다.

'가벼운 감염증'을 예방하기 위한 접종치고는 무시무시하다. 피임을 권장하는 것은 기형을 유발하는 성질이 확실하게 있기 때문이다.

'병용 금지'를 지정한 의약품도 9종류나 된다. 강하게 서로를 상승시키는 독성이 있다는 증거다.

더구나 임상실험에서 '접종으로 소아 39.6%가 부반응을 일으켰다'고 한다. 열 명에 4명이라니 얼마나 무서운 발생률인가. 부반응의 증상은 구체적으로 다음과 같다.

접종 직후 며칠 안에 일으키는 과민 증상으로는 발열, 발진, 두드러기 등이 나타났다. 접종 후 5~14일 만에 10% 전후가 37.5~38.0도 이하의 발열, 4% 이상이 38도 이상의 발열(최고 40.1도), 약 8%가 발진 증상을 나타냈다. 또한 불쾌감, 식욕부진, 콧물, 기침, 설사, 구토, 림프샘증, 눈곱 등이 나타났다.

이뿐만이 아니다. '중대 부작용'이 일어난다. 쇼크, 아나필락시스, 뇌척수염(발열. 두통. 경련. 운동장애. 의식장애), 뇌염, 뇌증, 경련······. 이는 사망할 수도 있는 부작용이다.

■ 디프테리아, 파상풍, 백일해의 '감염 가능성'

3종 혼합 백신도 잘 알려져 있다. 3종이란 디프테리아, 파상풍, 백일해를 가리킨다.

디프테리아균에 의한 감염증인 디프테리아는 기관(氣管) 상부, 눈, 귀, 피부 등으로 침입하면 독소로 인해 혼수, 심근염 등 전신 증상이 일어날 수도 있다고 한다.

이런 말을 들으면 무서운 병인 것 같다. 그러면 지금 일본에 디프테리아 환자는 얼마나 있을까. 조사해보고 나서 맥이 빠졌다. 10년 동안 겨우 21명, 1년에 단 2명꼴이라니······. 요컨대 일본에서는 거의 소멸해버린 병이다.

한편, 아까도 서술했듯 백신의 부작용은 일일이 셀 수 없을 만큼 많다. 디프테리아 예방접종으로 환자를 3천 배나 폭발적으로 증가시키는 나치스 독일의 어리석음을 지금 다시 한 번 떠올려주기를 바란다.

파상풍의 환자 수도 연간 약 100명으로 아주 적다. 환자의

90% 이상은 40세 이상의 중년이라고 한다. 일본인 인구 1억 3천만 명 중에서 파상풍에 걸릴 확률은 120만 분의 1이다. 복권에 당첨될 확률이다.

파상풍균은 일본 전국의 토양에 널리 존재한다. 상처 입은 곳으로 침투하여 발병한다고 하는데, 청결에 신경 쓰면 조금도 문제가 될 게 없다. 1천억 엔 단위의 혈세를 들여 거국적으로 예방접종을 강행할 필요가 있을까.

그러면 3종 혼합 백신의 '의약품 첨부 문서'를 살펴보자. 첫머리에는 역시 '극약'이라는 두 글자가 박혀 있다. 나아가 발열이 있는 자, 심각한 급성질환이 있는 자, 이 약의 성분으로 아나필락시스를 일으킨 자는 접종을 해서는 안 된다는 '경고'가 적혀 있다.

원재료에는 동물 성분인 소(간장, 혈액, 고기), 돼지(위), 말(혈액), 고래(심장), 나아가 사람(혈액)이 포함되어 있다.

또한 각 세균의 독소를 발암물질인 포르말린으로 멸균시켜 추출한 것을 배합했다. 그 밖에도 첨가물로 유기수은 화합물인 티메로살, 염화알루미늄, 수산화나트륨 등도 배합되어 있다.

'주의 사항'에는 "티메로살 투여에 의해 발열, 발진, 두드러기, 홍반, 소양 등을 일으켰다는 보고가 있다"고 나와 있다. '중대 부작용'에는 호흡 곤란, 유종(乳腫), 뇌증, 발열, 사지 마비, 경련, 의식장애, 발적, 붓고 당김, 수포, 동통, 특발성 혈소판 감소성 자반병 등이 있다. 부작용이 훨씬 더 끔찍하고 소름 끼친다. 어느 백신이나 마찬가지다.

■ HIB - '항균제'의 활용이 악화의 원인?

HIB 감염증은 정식 명칭으로는 '헤모필루스 인플루엔자균 b형 감염증'이라고 한다. 머리글자가 'HIB'이기 때문에 'HIB'라고 말한다.

연간 환자 수는 약 600명인데 감염자의 66%는 0~1세 유아, 34%가 2~4세 어린이다. 영유아에게 발생하는 감염증인 것이다. 사망률은 2~5%다.

HIB에 감염되었을 경우 항균제를 투여한다. 그런데 이 항균제가 우선 문제다. 근육이 녹는 횡문근융해증, 아나필락시스 쇼크, 경련, 설사, 칸디다증[19] 등을 부작용으로 경고하고 있다. 또한 다른 약제와 함께 투여하면 상승 독성을 나타내는 것도 있다.

저항력이 없는, 그것도 HIB 감염증으로 약해져 있는 젖먹이에게 이토록 부작용이 심한 항균제를 투여하면 과연 어떤 결

---

19) 칸디다증 : 진균(곰팡이)의 일종인 칸디다에 의해 발생하는 감염 질환.

과를 빚을까. 가슴이 철렁 내려앉는다. 경련, 의식불명 같은 HIB 증상의 정체는 투여한 항균제의 부작용이 아닐까 심히 의심스럽다.

더욱 직설적으로 말하면, HIB의 희생자 대다수는 항균제의 부작용으로 죽는 것이 아닐까. 그렇다면 2~5%라는 HIB 사망률은 훨씬 떨어질 것이다.

HIB 백신은 후생노동성이 권장하는 '0세 유아 예방접종 스케줄'에 들어가 있다. 거기에서는 생후 1개월부터 매달 한 번 꼴로 세 번이나 주사를 맞으라고 권한다. 백신의 독이 젖먹이를 덮치는 셈이다.

또한 후생노동성은 HIB, 자궁경부암, 폐렴구균, 이 세 가지 백신을 '백신 접종 긴급 촉진사업'으로 지정했다. 무려 혈세 1,085억 엔을 자치단체에 교부하고 있다. 정부가 그렇게까지 적극적으로 추진하는 HIB 백신의 정체는 무엇인가?

상품명은 '악토 HIB'인데, 강조된 '경고'가 눈길을 잡아끈다.

본제는 소 성분(프랑스산 소의 간장 및 폐에서 유래한 성분, 유럽산 소의 젖에서 유래한 성분, 미국산 소의 혈액 및 심장에서 유래한 성분)을 제조 공정에 사용하고 있다. 본제 접종에 의한 전달성해면상뇌증(광우병)의 리스크는 이론적으로 지극히 낮다고 여겨지지만, 본제를 사용할 때는 그것을 고려하여 접종해야 한다.

요컨대 광우병 리스크를 부정할 수 없다는 말이다. 그런 불안 요소가 있는 백신을 0세 유아에게 접종하라고 정부가 권하고 있는 셈이다.

부작용은 쇼크, 경련, 설사, 구토 등이며, "접종 후 고열, 경련 등의 이상 증상을 나타낼 때는 즉각 의사에게 진찰을 받을 것"이라고 경고한다. 결국 이런 변고가 실제로 일어나고 있는 것이다.

HIB는 영유아에게 고유한 감기(감기증후군)의 일종이다. 자세한 것은 졸저《병원에서 살해당하다》(산고칸)를 읽어주었으면 한다. 원래부터 감기에는 치료약이 없다. 한잠 푹 자면 낫는다. 사흘 정도면 바이러스에 대한 항체가 체내에 생긴다. 그러면 거짓말 처럼 회복된다.

감기가 악화되는 이유는 병원이 다양한 항균제나 해열제를 마구 사용하기 때문이다. 결국 약제의 부작용이다. 의사는 이를 착각하여 더 강한 약을 투여한다. 증상은 더욱 악화로 치닫는다. 마지막에는 애달픈 죽음이 기다린다. 이것이 '병원에서 살해당하는' 메커니즘이다.

로타바이러스 – 필요 이상으로 두려워할 것은 없다

1973년에 발견된 로타바이러스는 주로 젖먹이에게 감염되어 구토와 설사 증상을 일으킨다. 유아성 설사증이라고도 말한다.

선진국에서는 로타바이러스에 의한 위장염으로 사망하는 일은 드물다. 감염을 피하려면 우선 '유아는 사람이 많은 곳에 가지 않아야' 한다. 전문가의 이 조언이야말로 가장 적확할 것이다.

전문서적에 따르면 치료법이 없다. 지사제 등을 처방하면 오히려 회복이 늦어진다고 한다. 한마디로 수분, 미네랄을 보급하면서 자연적인 치유를 기다리는 것이 최선의 대책이다.

위험을 무릅쓰면서까지 백신을 접종할 필요는 전혀 없다. 그러나 후생노동성은 HIB와 마찬가지로 '0세 유아 예방접종 스케줄'에 끼워 넣어 생후 2개월부터 3회 투여할 것을 권장하고 있다.

그러면 이 백신의 '의약품 첨부 문서'를 살펴보자.

상품명은 '로타릭스'인데, 이 백신은 주사가 아니라 내복약이다. 첫머리에 '극약'이라는 두 글자가 있고, 동물 유래 성분이 포함되어 있는 것은 다른 백신과 다를 바 없다.

나아가 대규모 조사에 의해 다음과 같은 부작용이 확인되었다.

본제의 첫 회 접종부터 31일 동안에 창자겹침증20)의 발병 빈도가 증가하는 것을 시사하고 있는데, 대부분 발병은 첫 회 접종 후 7일 이내에 나타나고 있다.

창자겹침증은 소장이 대장 속에 들어가는 긴급한 병이다. 유아의 보호자에게는 사전에 다음과 같은 말을 전하도록 지시하고 있다.

창자겹침증을 의심할 만한 증상(복통, 반복성 구토, 혈변 배설, 복부 팽만감, 고열)이 나타날 때는 즉각 의사의 진찰을 받아야 합니다.

생후 2개월밖에 안 된 젖먹이에게 이런 부작용 리스크를 안겨준다는 것은 심히 가혹하지 않은가.

■ 유행성 이하선염, 홍역 - 걸린다면 어릴 때

유행성 이하선염은 바이러스 감염이 원인이다. 어린아이 무렵에 걸리기 쉬운 대표적인 병이며, 귀밑으로 볼이 붓기 때문

---

20) 창자겹침증 : 창자의 일부가 인접하는 창자에 끼여 들어가서 창자의 길을 막아버리는 증상. 어린아이들에게 많이 나타난다.

백신을 '낱낱이' 밝히자!

에 '볼거리'라는 속칭이 붙었다.

유행성 이하선염은 한 번 걸리면 평생 면역이 생긴다. 그래서 두 번 감염되는 일은 없다. 어른이 되고 나서 감염되면 중증이 되기 쉬우므로 어릴 적에 앓고 지나가는 것이 좋다고 말하는 전문가도 많다.

병명에 뚜렷하게 '감기'라고 되어 있다. 한마디로 유행성 이하선염은 특수한 감기의 일종이다. 감기인 이상 낫게 할 약은 없다. 푹 쉬면서 깊이 자면 낫는다는 점에서 보통 감기와 비슷하다.

그러면 백신의 '의약품 첨부 문서'를 들여다보자. 제조 공정은 다음과 같다.

바이러스를 달걀에서 배양하여 정제하고, 안정제를 첨가하여 건조시킨 것. 나아가 제조 공정에서 소(혈청과 젖), 돼지(췌장)를 사용.

부작용은 발적, 두드러기, 홍반, 소양, 발열, 이하선 붓기, 구토, 기침, 콧물 등이다. 이들은 일과성으로 낫지만, 마음에 걸리는 것은 '중대 부작용'이다. 이를테면 아나필락시스, 무균성 수막염, 급성 뇌척수염, 뇌염, 뇌증, 혈소판 감소성 자반병, 난청, 정소염(精巢炎, 고환염)……. 아나필락시스는 급사의 위험이 있다. 급성뇌척수염이나 뇌염은 뇌성마비 같은 후유증을 남기는 경우도 있다.

　마지막으로 홍역에 대해 가볍게 언급해두자.

　홍역은 홍역바이러스에 의해 발병한다. 특징은 발진과 기타 38도 전후의 발열, 콧물, 기침, 결막충혈 등을 보인다.

　유행성 이하선염과 마찬가지로 홍역도 한 번 걸리면 두 번 다시 걸리지 않는다. 이것이 면역의 힘이다. 인체가 갖추고 있는 자연적 치유력의 묘일 것이다. 고대 그리스의 위대한 의사 히포크라테스도 이렇게 말했다.

　"사람은 태어날 때부터 100명의 명의를 갖고 태어난다."

　100명의 명의란 다름 아닌 면역력이며 자연적 치유력을 가리킨다. 감염증에 걸리는 것은 그런 힘을 단련하는 기회이기도 하다.

5장

백신은
이렇게 탄생했다

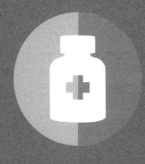

5장 백신은 이렇게 탄생했다

■ '예방접종의 아버지' 제너

영국의 의사 에드워드 제너(Edward Jenner, 1749~1823)는 '예방접종의 아버지'로 널리 알려진 인물이다. 제너가 살았던 18세기에 유럽에서는 천연두가 창궐했었다. 당시 의학자의 간절한 바람은 천연두를 박멸하는 것이었고, 제너도 그중 한 사람이었다.

어느 날 그는 우두(우두바이러스에 의한 감염증)에 걸린 사람은 두 번 다시 천연두에 걸리지 않는다는 사실을 깨달았다. 그래서 1796년, 그는 8세의 소년에게 우두에 걸린 우유 짜는 농부 아낙네의 종기 고름을 접종했다. 6주 후에 이번에는 이 소년에게 천연두를 접종하니까 소년이 발병하지 않았다.

제너는 "고름 속의 무언가가 소년의 체내에서 천연두를 막아냈다"고 판단했다. 그래서 그는 1798년까지 23회의 실험을 실시한 후, 소리 높여 "우두의 접종으로 천연두를 예방할 수 있음을 발견했다!"고 발표했다. 실험 대상자 중에 11개월 된 자기 아들도 있었기 때문에 제너가 자신만만했을지도 모른다. 하지만 23회라는 횟수가 과연 표본으로 삼기에 충분한 숫자일지는 의문인데, 참으로 어떻게 이런 말을 할 수 있는지 기가 막힐 따름이다.

당시는 프랑스의 루이 파스퇴르(Louis Pasteur)가 세균을 발견하기 100년 전 무렵이다. 병원체의 존재조차 알지 못하고 면역반응도 알지 못했다. 실로 성급한 일반화로 천연두를 막기 위한 '종두법'을 개발한 셈이다. 이것이 백신의 기원이다. 영국 의회는 제너의 위업을 칭송하고 총액 3만 파운드를 주었다.

교과서에는 제너가 유행하던 천연두를 박멸시켰다고 쓰여 있다. 나도 학교에서 그렇게 배웠다. 그러나 다음과 같은 비판이 있다는 것을 알고 있는지?

> 제너가 만들어놓은 덫이 천연두 박멸이라는 거짓말을 낳았고, '백신 신앙'을 확립시켰다.
> -《의학과 건강》

과연 어느 쪽이 진실일까. 구체적으로 살펴보자.

천연두 – 폭발적인 기세를 떨쳐 독일과 영국은 연이어 종두를 금지!

영국을 비롯한 유럽 각국에서는 제너의 종두법을 열광적으로 받아들였다. 유럽의 모든 어린이들이 우두 접종을 받았다. 그런데 본래의 의도와는 달리 1800년대 후반의 유럽에서는 천연두 감염은 진정되기는커녕 폭발적으로 유행했다.

당시 천연두의 기세는 참으로 무시무시했다. 가장 피해가 막대했던 1870년부터 1871년까지 1년 동안에 독일에서만 100만 명 이상이 천연두에 걸려 한 해에 12만 명이 사망했다. 그리고 놀랍게도 그중 96%가 천연두를 접종했다고 한다. 종두 접종을 받지 않았던 사람은 겨우 4%만 사망했다. 이런 데이터를 보면 종두는 천연두를 예방하기는커녕 폭발적 유행의 원인이었음을 알 수 있다.

당시 독일의 재상인 오토 폰 비스마르크(Otto von Bismarck)는 각 주 정부에 긴급 통지를 보냈다. 거기에는 이렇게 쓰여 있었다.

"엄청난 수의 천연두 환자는 종두가 원인이다. '천연두를 예방하는' 종두 접종은 완전한 거짓이다."

영국에서도 이와 비슷한 비극이 일어났다. 종두가 널리 퍼지자마자 천연두는 유행하기 시작했고, 곧이어 2만 명 가까운 사람이 사망했다. 매년 유행을 거듭하더니 마침내 1872년에는 사망자 44,480명에 달했다.

백신은 이렇게 탄생했다

그런데도 국가는 강제로 종두의 접종을 멈추지 않았으며 접종을 거부하는 사람을 형무소에 가두었다. 처참하게 희생자를 계속 내다가 드디어 1948년, 영국 정부는 종두를 금지했다.

메이지유신[21]으로 문명개화를 향해 전력 질주하던 일본인에게 이러한 비극은 하나도 전해지지 않았다. 백신 이권에 눈이 먼 록펠러재단 같은 의료 마피아가 정보를 철저하게 은폐했기 때문이다.

메이지정부는 1876년, 영국을 본받아 강제로 종두제도를 도입했다. 그러나 그 후 1892년에는 165,774명이나 천연두 환자가 발생했고 29,979명이 사망했다. 유럽의 전철을 그대로 밟으면서도 메이지정부는 자신의 어리석음을 깨닫지 못했다.

비극은 계속 이어졌다. 모리 히로코 박사는 다음과 같이 고발한다.

> 일본에서 천연두가 사라지고 천연두로 목숨을 잃는 사람이 없어졌는데도 종두를 계속 의무 접종한 결과, 백신의 부작용으로 건강 장애를 일으켜 죽는 어린이가 속출했습니다.
> - 《의학과 건강》

---

21) 메이지유신 : 19세기 후반 일본의 메이지천황 때, 막부 체제를 해체하고 왕정복고를 통한 중앙집권적 통일 권력을 확립했던 변혁 과정을 이른다. 이를 계기로 일본은 국내적으로 근대국가체제를 확립하고 국제적으로는 제국주의로 진입한다.

일본에서는 1955년을 마지막으로 천연두 환자는 출현하지 않았다. 나는 이 사실을 알았을 때 망연자실했다. 1950년에 태어난 나도 초등학생 때 강제로 종두 접종을 받았기 때문이다.

영국에서는 1948년에 의무 접종을 중지했습니다. 그런데 일본에서는 마지막 환자가 나오고 20년이나 지났는데도 1976년까지 어린이에게 계속 종두를 접종했지요. 그 결과 부작용 때문에 죽은 아이가 연간 약 10명에 달합니다.

천연두 환자는 20년 동안 0명인데, 계속 시행한 예방접종 때문에 죽은 아이들이 약 200명이나 된다. 국가가 국민을 대상으로 생물학적 테러를 감행한 셈이다.

1970년대, 일본 각지에서는 백신 피해의 집단 소송이 146건에 이르렀다. 그중 81건이 천연두 백신의 피해였다.

뇌염에 의한 사망이나 심각한 후유증을 남기는 피해뿐입니다. 희생자 대부분은 0세, 1세의 젖먹이라는 점이 정말 가슴 아플 따름입니다. 1976년까지 피해를 인정받은 희생자가 1,586명이나 나왔습니다. …… 천연두가 사라지고 20년이나 지났는데도 종두를 계속 접종하는 일본이라는 나라는 도대체 어떤 나라인가요?

백신은 이렇게 탄생했다

모리 히로코 박사는 한탄했다.

미국에서는 2003년, 7개 주가 천연두 백신 접종을 중지했다. 접종 후 심장발작으로 급작스레 사망한 사람이 3명이나 나왔기 때문이다.

미국 정부는 생물학무기에 의한 테러 대책의 일환으로 국민과 의료 관계자를 대상으로 천연두 백신 접종을 추진했다. 그러나 역설적이게도 국가가 생물학무기로 테러를 가해 국민을 죽인 것이나 마찬가지가 되었다. 그 밖의 주에서는 접종을 계속했는데, 부작용의 피해가 있어도 보상금을 지불받지 못한다는 것이 알려지면서 접종받는 사람이 급격하게 줄었다.

■ '백신 신화'는 이렇게 무너졌다

그 밖의 전염병도 예방접종을 강제 실시하여 폭발적으로 감염이 확대되고 있다.

디프테리아 - 환자가 3천 배로 폭발적으로 증가!

독일 나치스 정권은 제2차 세계대전 이전부터 국가적 규모로 디프테리아 예방접종을 강제 실시했다. 그런데도 1939년 9월에는 독일 국내의 디프테리아 환자 수가 15만 명에 달했다.

한편, 당시 노르웨이는 디프테리아 예방접종을 하나도 실시하지 않았다. 그 결과 이 나라의 디프테리아 환자 수는 단 50명이었다. 독일 환자 수와 비교해 약 3천 배 차이가 난다. 엄청난 차이의 발병률이다. 이 데이터는 디프테리아 백신의 엄청난 부작용을 증명해준다.

소아마비 – 발병의 원인은 모두 백신!

미국에서 소아마비 예방접종을 실시한 주의 소아마비 환자 수는 접종을 실시하지 않은 주에 비해 7배에 달했다. 이것도 백신이 끔찍한 감염원이라는 것을 증명해준다.

〈워싱턴 포스트〉 1988년 1월 26일 자는 워싱턴에서 열린 의학회의에서 다음과 같은 발표가 있었다고 보도한다.

"1979년 이후, 소아마비 환자는 모두 소아마비 백신이 원인이다."

왜냐하면 "자연발생형(야생형) 소아마비 바이러스가 원인인 환자는 한 명도 발견되지 않았기 때문"이다.

그러나 불가사의하게도 미국 정부는 백신 정책을 계속 추진하고 있다.

인플루엔자 – 백신의 완전 무효를 증명!

인플루엔자 백신이 무효라는 결정적인 증거가 바로 앞에서 이야기한 '마에바시(前橋) 리포트'다. 백신을 접종한 지역과 그렇지 않은 지역을 비교했더니 발병률이 별로 차이 나지 않았던 것이다.

이 시점에 전국적으로 실시하는 백신 접종은 즉각 중지해야 마땅하다. 왜냐하면 사망을 비롯한 중대한 부작용이 빈발하기 때문이다.

그러나 지금도 국가는 이를 강행하고 있다. 왜 그럴까? 거대한 백신 이권 세력이 중지를 허용하지 않기 때문이다.

신문이나 텔레비전 같은 거대 매스컴은 '마에바시 리포트'가 존재한다는 것조차 전혀 다루지 않는다. 제약회사에서 거액의 광고료를 받고 있기 때문에 절대로 건드려서는 안 되는 금기가 되어 있는 것이다.

스페인 감기 – 병사에게 강제 실시한 예방접종으로 발병!

스페인 감기는 제1차 세계대전이 끝나던 해인 1918년에 세계를 강타했다. 감염자가 6억 명, 사망자가 5천만~1억 명이나 되는 대참사였다. 그 증상은 보통의 감기와는 천지 차로 다른 것이었다.

스페인 감기의 원인도 예방접종이다. 마침 그해에 전쟁터로 향하는 연합군 병사 전원에게 강제로 인플루엔자 예방접종을 실시했던 것이다.

환자의 대다수는 '사이토카인 폭풍(Cytokine storm, 면역풍)'이라 일컫는 증상을 나타내고 숨을 거두었다. 바로 사이토카인이라는 단백질의 과잉 생산이 원인이었는데, 그것은 면역 조절 불능상태를 일으켜 몸을 걷잡을 수 없게 만든다. 면역은 일반적으로는 바이러스나 세균 같은 외부의 적을 공격하지만, 면역 조절 불능상태에서는 자신의 몸을 공격하게 되는 것이다. 최악의 경우 사망에 이르는 심각한 증상이다.

존 배리(John M. Barry)의 저서 《위대한 인플루엔자》(펭귄북스)라는 문헌에도 다음과 같은 기술이 나온다.

죽음에 이르게 한 것은 면역 시스템에 대한 매우 강한 반응 자체였다. 젊은 성인은 바이러스에 대해 강한 면역 시스템을 갖추고 있다. 이 면역 반응 때문에 폐에 체액과 세포의 잔해가 쌓여 산소가 들고나는 것이 불가능해진다. 한마디로 면역 반응에 의해 '죽음을 당하는' 것이다.

나중에 서술하겠지만, 사이토카인 폭풍의 메커니즘을 응용하여 세계보건기구가 백신형 생물학무기 개발을 획책했다는 고발도 있다. 등골이 서늘해지는 이야기다.

■ 록펠러, 로스차일드의 '의료 지배'

물론 의료 마피아는 백신의 효능 없음이나 유해함을 인정하지 않는다. 그러기는커녕 다음과 같은 '백신 신화'를 교육과 매스컴, 의학계를 통해 계속 퍼뜨리고 있다.

① 백신에는 효과가 있다.
② 백신의 성공률은 높다.
③ 백신은 안전하다.
④ 백신에는 위험 성분이 없다.

그러나 이제까지 이야기해왔듯 현재 이런 '신화'는 처음부터 끝까지 부정당하고 있다. 신화와 현실은 100% 다르다.

영국의 비영리단체인 코크런 협력(Cochrane Collaboration)은 다음과 같이 지적한다.

백신이 감염을 막아준다는 증거도, 합병증을 막아준다는 증거도 없다. 실험은 대부분 거의 부적절하다. …… 효과가 있다고 여겨지는 연구는 하나같이 제약산업이 자금을 제공하는 연구였다.

요컨대 끄나풀 노릇을 하는 연구라는 말이다. 돈으로 매수당한 연구 보고에 무슨 의미가 있을 것인가. 앞에서 말한 데이비드 아이크도 다음과 같이 비판한다.

"제약산업이 후원하는 연구는 거의 전부 초일류 잡지에 발표된다."

이리하여 '그들'은 백신의 신화라는 거짓 정보로 전 세계에 거미줄을 치고 있다. 거미줄을 점점 넓히는 데 가담한 것은 의학계, 거대 의료 비즈니스, 세계보건기구, 미국질병통제예방센터, 국민건강보험, 매스컴 등이다. 인류는 그런 거미줄에 걸려 들어 있다.

나아가 데이비드 아이크는 이렇게 단죄한다.

> 세계보건기구의 사무국장 마거릿 챈은 있지도 않은 돼지인플루엔자의 팬데믹(pandemic)[22]을 선언하고 혼란을 틈타 권력 장악을 노렸다. 로스차일드(Rothschild)와 록펠러의 심부름꾼은 그러는 사이에 백신의 강제 접종을 권고했을 것이다.

이 말을 듣고 아연실색하는 사람도 많을 것이다. 학교에서 배운 것, 교과서에 쓰여 있는 것, 매스컴에서 보도한 것과 180도 다르기 때문이다. 그러나 어떻게 보면 그것이 당연하다. 근대

---

22) 팬데믹 : 세계적으로 전염병이 대유행하는 상태를 의미하는 말로 세계보건기구의 전염병 경보 단계 중 최고 위험 등급에 해당한다.

부터 현대까지 한 줌밖에 안 되는 권력자들이 세계의 교육과 미디어를 지배해왔기 때문이다. 세계의 의료는 록펠러의 독점 체제였다고 할 수 있다.

그중에서도 가장 안정적으로 이익을 얻을 수 있는 것이 백신 이권이다. 그래서 록펠러재단은 미국의 국민에게 예방접종을 의무화하기 위해 19세기부터 분투해왔다. 그래서 백신의 평판을 떨어뜨리는 정보는 어떤 사소한 것이라도 집어내어 치워버렸다.

한편, 제너 신화는 지구를 틀어쥔 의료 마피아에게 바이블이라고도 할 만한 수단이다. 그래서 제너는 아이들이 존경할 만한 '위인'으로 역사에 이름이 새겨져 있다. 실로 그 자체가 백신 이권의 유지와 강화를 위한 세뇌 수단에 지나지 않는다.

2003년, 양심적 의사인 마티아스 라트(Matthias Rath)는 용기 있는 행동을 보여주었다. 의료 마피아에 의한 ① 조직적 날조, ② 대량학살, ③ 전쟁 범죄, ④ 의료 범죄, ⑤ 시장 조작 같은 범죄 행위를 고발하고 헤이그의 국제사법재판소에 소장을 제출했다.

그는 현대의료를 '사기 비즈니스'라고 단죄했다. 그는 제약업계가 "세계 최강의 정치적, 군사적 중추에 직접 영향을 미치고 있다"고 지적한다. 한마디로 세계를 통째로 장악하고 있다는 말이다. 실제로 제약업계는 조지 부시의 미국 대통령 선거운동 당시, 가장 많은 헌금을 갖다 바친 기업들의 단체였다.

"부시 대통령 선거에 의해 록펠러계 투자 그룹은 백악관 및 펜타곤과 직접 연관을 맺고 정치적 결정에 대한 발언권을 확보했다."

또한 영국을 거점으로 삼아 영향력을 발휘하고 있는 것이 로스차일드 재벌이다. 마티아스 라트 의사는 영국에서 로스차일드 재벌이 수상과 동등한 영향력을 행사한다고 지적한다. 다시 말해 미국의 록펠러와 영국의 로스차일드라는 양대 재벌이 세계의 의료 이권을 손아귀에 넣고 있다는 말이다.

■ 금융, 미디어, 군사…… 모두를 장악하다

세계는 '어둠의 세력'에 지배당하고 있다. 이렇게 말하면 '뭐야? 또 음모론이야?'라며 냉소하는 사람도 있을 것이다. 그러나 이제는 음모라며 손을 놓고 있을 때가 아니다. '그들'은 당당하게 우리 앞에 모습을 드러내고 세계를 장악하고자 한다. 특히 로스차일드와 록펠러 양대 집안의 영향력은 일일이 헤아릴 수 없을 정도다.

로스차일드가는 중세부터 계속 은행가 집안이었다. 유럽에서는 국왕을 능가하는 권력을 쥐고 있었다. 초대 마이어 암셸 로스차일드(Mayer Amschel Rothschild)는 1764년 독일에 로스차일드 상회를 설립했고, 1800년대에 들어오면 아들 다섯을 유럽 전역에 파견하여 은행 네트워크를 통해 각국을 지배했다. 한마디로 세계의 금융왕으로 등극한 것이다.

그들 일족은 1815년에 잉글랜드은행, 1913년에 미국연방준비은행(FRB)을 자기 것으로 만들었다. 이리하여 각국의 중앙은행을 차례차례 장악하고, 세계의 금융 이권을 독점적으로 지배했다.

중앙은행은 곧 통화발행권을 갖는다. 그것은 '그 나라를 지배하는' 일이나 마찬가지다. 로스차일드 일가, 즉 중앙은행이 돈을 찍어낸 다음 정부에 빌려주어 지배한다는 구도인 것이다. 《구약성서》에도 "돈을 빌리는 자는 빌려주는 자의 노예가 된다"는 구절이 나온다.

덧붙여 미국의 역대 대통령 가운데 토머스 제퍼슨(3대), 앤드루 잭슨(7대), 에이브러햄 링컨(16대), 제임스 가필드(20대), 워런 하딩(29대), 존 F. 케네디(35대) 등 여섯 명은 통화발행권을 되돌려 받고자 한 대통령이었다. 그들은 하나같이 암살미수 또는 암살을 당했다.

한편, 록펠러 일가는 로스차일드가의 비호를 받아 신대륙 미국에서 세력을 확장했다. 초대 존 데이비슨 록펠러(John Davison Rockefeller)는 석유왕이라는 별명을 얻었고, 로스차일드 재벌과

어깨를 나란히 할 만큼 거대 재벌로 성장했다. 지금 세계는 이들 두 재벌이 완전히 지배하고 있다고 해도 과언이 아니다.

설마 정말 그럴까, 의심하는 사람도 있을 것이다. 그런 사람은 표 5를 참고하기를 바란다. 두 재벌이 소유하고 있는 주요 기업의 리스트다. 처음으로 이를 알게 된 사람은 두 눈이 휘둥

표 5. 세계의 주요 기업

백신 이름	록펠러계 기업	로스차일드계 기업
정보·통신	IBM	AT&T
석유	엑슨 모빌	로열 더치 셸
자동차	제네럴 모터스	포드
전기·화학	얼라이드 시그널	필립스, 듀퐁
중공업·자원	특별히 없음	앵글로 아메리칸, 비커스
식품	펩시코	코카콜라, 네슬레, 유니리버
담배	특별히 없음	필립모리스
금융	모건 스탠리, 시티뱅크	골드만삭스, 뱅크 오브 잉글랜드
신문·잡지	월스트리트 저널, US뉴스 & 월드 리포트, AP통신	뉴욕타임스, 워싱턴 포스트, 로이터통신
텔레비전	NBC	CBS, ABC
오락	특별히 없음	월트디즈니
비행기·군사	보잉	록히드
농업	몬산토	특별히 없음
제약	메르크, 노바티스	화이자, 글락소스미스클라인

그레질 것이다. 귀에 익숙한 초거대기업의 회사가 양대 재벌의 산하에 놓여 있기 때문이다.

그들의 자산 총량은 경악할 만하다. 1974년, 미국 대통령에 취임한 제럴드 R. 포드는 뉴욕 주지사였던 넬슨 록펠러를 부통령으로 지명했다. 그때 자산 조사에서 록펠러가의 재산이 처음 공개되었다. 나미키 신이치로(並木伸一郎)의 《비밀결사의 수수께끼》(미카사쇼보)에는 다음과 같이 기록되어 있다.

전 세계가 놀라움을 금치 못했다. 그 금액은 6,400억 달러였다. 이는 미국 국민총생산의 절반 이상이라는 경이로운 숫자였던 것이다.

다시 말해 록펠러 집안이 미국 경제의 절반 이상을 지배하고 있었다는 말이다.

나아가 록펠러재벌은 전 세계가 1년 동안 산출하는 2천조 엔의 부 가운데 10분의 1인 200조 엔을 자유롭게 취하는 것이 가능하다고도 일컬어지고 있다.

그런데 이보다 한술 더 뜨는 것이 로스차일드 재벌이다. 그들은 세계의 부 가운데 70%를 소유하고 있다고 한다.

추정 총 자산액은 5천조 엔이라고도 하는데, 전 세계의 은행과 보석, 금, 무기, 석유업계, 원자력업계, 매스미디어를 자기 뜻대로 주무를 수 있는 세계 최대의 세력이라 할 만하다.

마이어 암셸 로스차일드의 아내이자 세계 지배를 강고하게 한 다섯 아들의 모친인 구틀레 슈나퍼(Guttle Schnapper)가 남긴 유명한 말이 있다.

내 아들들이 원하지 않는다면 전쟁이 일어나는 일은 없습니다.

거꾸로 말하면 전쟁을 일으키는 것도 로스차일드 일가의 재량에 달렸다는 뜻이다.

이는 현대에 들어와서도 전혀 변함이 없다. 제1~2차 세계대전, 한국전쟁, 베트남전쟁 등 그 모든 전쟁이 '그들'의 계획에 따라 벌어졌다.

세계 군사기업 가운데 매출 1위를 자랑하는 록히드마틴사는 로스차일드, 2위인 보잉사는 록펠러가 소유한 기업이라는 점을 잊어서는 안 된다. 전쟁조차 '그들'에게는 짭짤한 비즈니스인 것이다.

■ 록펠러는 약을 먹지 않는다

세계의 의료 이권을 주로 록펠러재벌이 장악하고 있다는 것은 앞에서 말한 바 있다.

그 계기를 마련한 것이 1901년에 초대 존 D. 록펠러가 뉴욕에 설립한 '록펠러의학연구센터'였다. 일본의 세균학자인 노구치 히데요(野口英世)도 1904년부터 이 센터에서 연구원으로 근무했다. 1965년에는 록펠러대학이라고 개칭하여 지금도 교육기관으로 남아 있다.

참고로 존 D. 록펠러는 1890년에 시카고대학도 설립했다. 손자인 데이비드 록펠러는 시카고대학의 명예총장을 역임했다. 록펠러 집안과 시카고대학의 깊은 관계가 엿보인다. 이런 기관들은 록펠러재벌이 교육을 지배하는 교두보가 되었다.

록펠러대학에서는 생물학과 의학을 배우는 대학원생이나 포스트닥터가 연구하고 있다. 놀라운 것은 이곳의 졸업생이나 관계자 가운데 노벨상 수상자가 23명이나 나왔다는 사실이다. 그들의 업적이 위대했던 경우도 있겠지만, 록펠러라는 이름이 뒷배를 봐준 것도 부인하기는 어렵다. 노골적으로 말하면 록펠러의 정치력과 경제력이 움직인 결과라 할 수 있다.

이 대학에서는 '과학사적 대발견'이 수없이 많았다고 한다. 예를 들면 DNA, 혈액형, 암 바이러스, 항체의 구조, 에이즈의

칵테일요법 등이다.

그러나 의아스러운 '대발견'도 눈에 띈다. 지면상 상세한 것은 생략하겠지만, 예를 들어 혈액형의 발견이 그렇다. 수혈로도 살려내지 못한 환자들이 무수하게 죽어 나간 뒤에야 비로소 혈액의 종류가 다를 수 있다는 사실을 깨달았을 뿐이다. 암도 바이러스뿐만 아니라 식사, 스트레스, 환경오염 등 복합적인 요인에 의해 발생한다고 보는 것이 이제는 상식이다.

또한 록펠러계 제약회사를 둘러싼 스캔들이 무성하다. 메르크사는 자사의 백신에 유해한 바이러스가 섞여 있다는 것을 인정했다. 이 회사의 백신 개발 책임자였던 모리스 힐만(Maurice Hilleman) 박사의 내부 고발이 있었기 때문이다.

모리스 힐만 박사는 미국과학아카데미 회원 등을 역임했다. 우수한 과학자로 알려진 그는 위험한 원숭이의 바이러스가 백신에 섞인 채 그대로 출하했을 우려가 있다고 폭로했다. 메르크사도 그 사실을 인정하고 있다.

바이러스로 오염된 백신을 접종하면 인간은 그 바이러스에 감염된다. 아주 당연한 일이다. 그야말로 바이러스를 확산시키는 '생물학무기' 자체가 아닌가.

한편, 록펠러 가문의 사람들은 합성의약품을 일절 사용하지 않는 것으로 알려졌다. 합성의약품은 석유로 만들어진다. 그러나 석유왕 일족은 현대의학을 추호도 신용하지 않는다. 주치의도 대체의료의 하나인 동종요법(homeopathy)의 의사다.

스위스의 작가 한스 뤼슈(Hans Ruesch)가 쓴《세계 의약산업의 범죄》(산코샤)에는 다음과 같은 대목이 있다.

> 록펠러가의 아버지와 아들의 주치의는 다 동종요법 의사인데, 그는 그들의 장수와 건강이 합성의약품을 절대 사용하지 않은 덕분이라고 생각했다.

록펠러 일족은 자기들이 대량생산하고 있는 의약품의 독성을 훤히 꿰뚫고 있다는 말이다. 그러면 '그들'의 지배 아래 놓여 있는 기업이 대량으로 생산하는 백신과 의약품은 누구를 위한 것인가?

일본 정부는 백신의 추진에 수천억 엔 단위의 혈세를 투입하고 있다. 또한 국민에게 필사적으로 백신을 접종하라고 열을 올린다. 백신을 무료로 보급하고 대량의 CF를 뿌려대며 자치단체에 권장이라는 명목으로 압력을 가한다. 마치 무언가의 힘에 떠밀려 움직이는 것 같다.

그런 인상은 정확하다. 정치가, 관료, 매스컴 모두 '그들'의 압력에 놀아나고 있다. 가장 높은 곳에서 모두를 조종하는 것이 록펠러와 로스차일드라는 양대 재벌이다.

인기 블로그 〈슬로우 忍 블로그〉는 다음과 같이 단죄한다.

안타깝게도 지금의 일본 정부는 매국 정치가와 매국 관료의 손에 쥐어져 있는데, 그들은 유색인종의 인구 삭감을 획책하는 빌데르 베르흐 클럽(The Bilderberg Club)[23]이 명령하는 대로 일본인의 인구 삭감을 충실하게 실행하고 있다.

이들 '어둠의 세력'의 지배를 고발할 수 있는 유일한 매체는 인터넷이다. 인터넷이 아니면 절대 무리일 것이다. 왜냐하면 신문과 텔레비전 같은 매스미디어는 이미 '그들'이 완벽하게 지배하고 있기 때문이다.

세계에서 일본 국민만큼 백신의 인체 실험을 행하기 좋은 국민이 또 있을까. 왜냐하면 총무성이 지배하는 '매스컴'과 자치단체를 요리조리 잘만 주무르면, 도시의 젊은이부터 시골의 어르신까지 간단하게 '세뇌'시켜 마치 백신 접종을 의무인 것처럼 강제할 수 있으니 말이다.

어쩌면 진실한 정보의 발신은 인터넷 이외의 미디어로는 점점 더 불가능해지고 있는 듯하다.

---

23) 빌데르베르흐 클럽 : 막후에서 주요 국제 정치를 조종하는 서방의 극소수 권력 엘리트들로 구성된 국제적 비밀 압력단체를 가리킨다. 1954년 네덜란드 베른하르트 대공의 주도로 설립된 빌데르베르흐 클럽은 미국과 유럽의 정치 지도자, 국제적 금융업자, 기업 총수 등 100여 명의 다양한 분야 엘리트들로 이루어져 있다.

■ 백신의 '재고'를 '처분'하고 있다

아시아, 아프리카 같은 유색인종 국가는 백신의 '처분 장소' 가 되고 있다. 이들 나라에서 '그들'은 처분하기 곤란하거나 불 필요한 백신의 재고를 처리하고 있다.

일본에서는 천연두 백신이 대표적이다. 1948년 영국에서는 금지한 천연두 백신을 일본에서는 1980년대까지 계속 접종했 다. 이것이 백신 업계의 연명을 위한 재고 처리가 아니고 무엇 이란 말인가.

악명 높은 '타미플루'도 마찬가지다. 상세한 것은 나중에 이 야기하겠지만, 날조해낸 조류인플루엔자 소동 당시 일본에는 타미플루 재고의 약 90%가 억지로 떠맡겨졌다.

세계적으로 물의를 일으킨 돼지인플루엔자 날조 소동도 기 억에 새롭다. 유례없는 거짓말이 들통 나는 바람에 돼지인플루 엔자에 효과가 있다고 했던 'H1N1형' 백신이 몇억 회분이나 남 아버렸다. 곤란해진 구미 각국은 재고로 남은 백신을 세계보건 기구에 떠넘길 것을 결정한다. 세계보건기구는 '원조'라는 미 명하에 그것을 가난한 나라에 억지로 권했다.

이를테면 프랑스에는 니콜라 사르코지 정권이 제약회사에서 구입한 9,400만 회분의 미사용 백신이 있었다. 이 정부는 그중 9,100만 회분을 세계보건기구에 제공했고, 영국, 독일, 노르웨이 각국도 이런 일을 따라 했다.

이탈리아의 전염병학자로 인플루엔자 백신 연구의 일인자인 톰 제퍼슨 박사는 백신의 '재고 처분'에 정색을 하고 이의를 제기했다.

과연 개발도상국에 백신을 제공할 필요가 있을까? 빈곤층에 가장 심각한 문제는 심장과 순환기 질환이지 바이러스에 의한 질병은 아니다. 그런데도 1억 8천만 회분이나 제공하는 의학적 근거를 제시하라.

옳은 소리가 아닐 수 없다.

세계적으로 손꼽히는 부호이자 마이크로소프트사의 창업자인 빌 게이츠도 이 문제에 한 발 담그고 있다. 그는 2000년에 아내와 함께 '빌&멀린다 게이츠 재단'이라는 단체를 설립했다. 명목상의 목적으로 개발도상국에 예방접종을 지원하는 것이 있는데, 세계은행, 세계보건기구 그리고 백신업계와 제휴하고 있다.

나아가 그들은 'GAVI 연합(백신과 예방접종을 위한 세계동맹)'이라는 네트워크를 설립했다. 목적은 다름 아닌 개발도상국의 모든 신생아에게 백신을 접종하는 것이다. 실로 말문이 막히는 일이다. 한편, 게이츠가 다음과 같이 공언한 사실도 잊어서는 안 된다.

"백신으로 인구를 억제하는 일은 가능하다."

한마디로 이 재단은 개발도상국 사람들의 건강을 유지하는 것이 아니라 인구 삭감을 노리고 있다. 특히 그들이 신생아에 매달리고 있다는 점에 주목하기를 바란다. 세계보건기구의 백신형 생물학무기 프로젝트의 첫걸음은 백신으로 신생아에게 바이러스를 감염시키는 것이다.

일본에서도 신생아에게 백신 접종을 권장하고 있다. 인구 삭감을 위한 생물학무기로 '선제공격'을 퍼붓고 있음을 인식해야 한다.

■ 이것은 이미 '음모'가 아니다!

데이비드 아이크는 자신의 저작《달 매트릭스(Human Race Get Off Your Knees)》시리즈에서 세계를 지배하는 어둠의 세력을 속속들이 파헤치고 있다. 거대 의료자본을 '빅 파머'라고 지칭하고, 백신은 '솎아내기의 테크놀로지'라고 고발한다.

나는 전 세계의 의료체제가 '빅 파머'의 도구에 지나지 않는다고 30년이나 강조해왔다. 의료는 부패와 이익 추구로 오염된 끔찍스러운 하수구다. '빅 파머'는 결코 인간의 건강을 지향하지 않는다. 사람들의 정신적, 감정적, 육체적 쇠약을 노리고 있다.

데이비드 아이크는 어둠 속에서 인류를 지배하는 '그들'을 '포식자'라고 부른다. 포식자에게 인류는 이익을 짜내는 데 필요한 가축일 뿐이다.

"백신은 사용하지 않으면 안전하다."

이것은 미국의 국립위생연구소 직원이었던 제임스 R. 섀넌 박사의 명언이다. 어이없게도 역설적인 진리다. 가장 안전한 백신 대처법은 '접종하지 않는' 것이니 말이다. 아이들에게 '접종시키지 않을 것', 이것이 자신과 가족을 지키는 유일한 선택지다. 항암제도, 향정신약도 마찬가지다.

착착 진행되고 있는 인구 삭감 계획은 '음모론'이 아니다. 국제정치학자 헨리 키신저는 1978년, 빌데르베르흐 회의에서 다음과 같이 당당하게 선언했다고 한다.

"세계의 인구를 절반으로 줄일 필요가 있다."

빌데르베르흐 회의는 세계를 배후에서 조종하는 실력자들의 비밀회의다. 1954년부터 매년 한 차례, 미국이나 유럽에서 개최하고 있다. 어쩌면 이미 세계 인구수의 상한선을 그들끼리 내정했을지도 모를 일이다.

빌 게이츠도 2010년 2월의 강연에서 인구 삭감을 당당하게 제안했다.

현재 세계의 인구는 68억이며 90억을 향해 가고 있습니다. 새로운 백신이나 의료, 생식 건강서비스(중절 등)를 잘 운용하면, 아마도 10~15%는 줄일 수 있을 겁니다.

"세계 인구는 적어도 절반으로 줄여야 합니다."

이는 록펠러재벌의 한 사람인 니콜라스 록펠러가 한 말이다. 그의 지인인 영화 프로듀서 에런 루소(Aaron Russo)가 이 발언을 직접 들었다고 밝혔다. 그런데 그로부터 겨우 반년 후인 2007년 8월에 에런 루소는 의문의 죽음을 맞이하고 말았다.

미국의 공문서에도 '세계 인구(유색인종) 삭감 바이러스 계획'이 기록되어 있다. 거기에는 CIA의 극비작전으로서 아프리카 흑인 사이에 불신과 적의를 조장할 것, 그러니까 흑인끼리 싸움을 붙여 서로 죽이도록 한다는 계획도 있고, 정부 기관에 의해 미국 흑인의 활동을 억제하는 인종차별 정책도 있다. 나아가 미국항공우주국(NASA)도 2000년 10월에 인구 삭감을 주장한 '미래계획 문서'를 공표했다.

데이비드 아이크는 분노의 목소리를 드높인다.

대규모의 솎아내기가 아닌가! 그 때문에 백신의 의무화와 강제화가 이루어지고 있다. 의사들은 매일 세계적인 규모로 사람을 죽이거나 심각한 증상을 안겨주고 있다. …… 그런데도 대중은 그들을 '전문가'라고 고마워하면서 매일같이 병원이나 진료소 앞에 줄을 서고 있다.

그는 쓴웃음을 지으며 대중의 마음속 외침을 이렇게 묘사한다. "선생님, 감사합니다! 정말 감사드립니다. 죽여주십시오!"

6장

의료 마피아가 추진하는
'인구 삭감 계획'

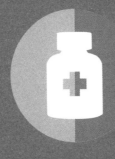

▪ 바이러스도 백신도 '생물학무기'다

1972년에 충격적인 문서가 폭로되었으니, 바로 세계보건기구의 내부 문서였다.

거기에는 '백신의 형태를 취한 생물학무기를 개발한다'는 극비 프로젝트의 내용이 상세히 적혀 있었다. 사람들의 건강을 지켜야 할 조직이 몰래 생물학무기의 개발을 계획하고 있었던 것이다.

'생물학무기'의 메커니즘은 다음과 같다.

① 백신으로 인체의 면역계를 파괴한다.
② 백신으로 다양한 바이러스에 감염시킨다.
③ 사이토카인 폭풍을 일으킨다.

④ 면역 이상으로 죽음에 이르게 한다.

이 '살인계획서'는 미국의 저널리스트인 P. 조던이 발견했다. '인류의 건강을 지킨다'는 세계보건기구의 슬로건은 겉으로 드러낸 얼굴일 뿐, 속내는 인구 삭감을 노렸다는 것이 일목요연하게 드러났다.

물론 세계보건기구의 연구자만 이 극비계획서를 고안한 것은 아니다. 세계보건기구를 조종하는 흑막이 따로 있다. 처음부터 세계보건기구를 창설한 것은 록펠러재단이다. 이 사실을 잊어서는 안 된다.

에이즈나 사스(SARS, 중증급성호흡기증후군) 같은 감염증 바이러스도 유전자 조작으로 개발한 생물학무기다. 이는 연구자들 사이에서는 이미 상식으로 통한다.

에이즈나 사스를 예방하고자 개발한 백신까지 생물학무기로서 만들어졌다. 이러한 계획에 대해 모리 히로코 박사에게 이야기를 들었다.

필자 바이러스가 생물학무기로 사용되고 있나요?

모리 예를 들어 천연두에 대해서는 이미 근절되었다고 선언한 바 있습니다. 그러나 연구소 등에는 천연두 바이러스가 지금도 보관되어 있어요. 그것이 밖으로 새 나가거나 도난을 당하는 때를 대비하여 백신도 존재하지요. 일본에서도 1897년에 제정한 전염병 예방법의 개정 때 근절을 선언했기 때문에 천연두라는 말 자체가 한때 자취를 감추었어요. 하지만 9·11 이후에 예방접종법이 개정되면서 천연두라는 말이 부활했습니다.

필자 그러니까 생물학무기로 쓰일 것을 상정해 경계하고 있다는 말씀인가요?

모리 맞습니다. 신형 인플루엔자가 유행할 때도 정부는 위기관리의 예산으로 백신을 급히 구입했지요. 우리는 후생노동성을 찾아가 '신형 인플루엔자의 유행은 이미 끝났다. 백신 따위는 필요 없다'고 항의했습니다. 그러자 담당자는 '이것은 감염증의 대책이 아니고 위기관리'라고 똑똑히 말했습니다.

필자 오싹한 이야기로군요.

모리 후생노동성 사람은 '일본은 위기관리가 안 되어 있다. 평화에 젖어 정신을 못 차리고 있다'고 말했어요. 천연두도, 신형 인플루엔자도 모두 생물학무기 이야기와 이어져 있다고 생각해요.

필자 조류인플루엔자는 유전자 조작으로 만들어진 생물학무기라고 하던데요.

모리 말씀하신 대로입니다. 소문이 자자하지요.

필자 자작극인가요?

모리 그럴지도 모르지요. 백신 제조사는 질병을 막기 위해서라고 명분을 내걸고 있지만, 전시 때의 731부대를 운영했던 기조와 일맥상통합니다.

예전에 리비아의 국가원수였던 카다피는 UN 연설에서 다음과 같이 선진국을 비난했다.

"신형 인플루엔자 바이러스는 군사적 목적을 지닌 생물학무기다!"

이때 선진국의 수뇌들은 도중에 슬슬 퇴장했다. 모두 어이가 없다는 포즈를 취하고 있었지만, 은폐해온 비밀 정보가 UN에서 밝혀지는 것이 두려웠던 것이다.

카다피는 40년 동안 리비아 국가원수를 지냈고, 아프리카 연합의장도 맡았던 사람이었다. 그러나 2011년, 내전으로 인해 살해당한 일이 새삼 기억에 새롭다.

■ 40년 전에 일어난 '거짓 돼지인플루엔자' 소동

인류에게 백신을 주입하려는 욕망을 채우기 위해 록펠러재벌을 정점으로 한 의료 마피아는 갖가지 재주를 부려왔다.

그런데 개중에는 지나치게 조잡한 사례도 있었다. 1970년대 미국의 제럴드 R. 포드 정권 중에 일어난 '이상야릇한 사건'을 들여다보면, 그야말로 속임수의 진상에 말문이 막힌다.

당시 미국 정부는 '돼지인플루엔자가 유행하고 있다!'고 미국 전역에 경보를 발령했다. 정부는 이를 '대학살'이라고 명명하고 국민을 향해 '곧바로 돼지인플루엔자의 예방접종을 맞아야 한다!'고 히스테리를 부렸다.

다음은 유스터스 멀린스의 증언이다.

대학살이라 불리는 감기가 유행했을 때, 포드 대통령은 전국 캠페인을 전개하여 전 국민에게 예방접종을 받게 했다. 이 계획을 뒤에서 조종한 거대 제약회사는 덕분에 1억 3,500만 달러의 이익을 손에 넣었다.

그야말로 긁어모으는 식 돈벌이다.

"실제로는 이 병에 걸린 사람이 국내에 한 사람도 없었다!"

존재하지 않는 '환상의 감염증'에 거액의 국가예산을 쏟아부었던 것이다. 이런 술수의 전말은 다음과 같다.

애초 '그들'은 돼지에게 감염되는 인플루엔자를 예방하기 위해 '돼지인플루엔자 백신'을 만들었다. 그런데 백신을 맞은 돼지의 상당수가 쇠약해져 죽어버렸다. 양돈업자는 화가 나서 백신의 매입을 거부했다.

제약회사의 처지가 곤란해졌다. 재고가 대량으로 남아버렸기 때문이다. 그래서 그들은 가공할 만한 묘안을 생각해냈다.

"만약 양돈업자들이 이 백신 주사를 돼지에게 놓지 않는다면 사람에게 놓으면 좋지 않을까."

이런 식으로 백신 주사는 미국의 모든 국민에게 향했다.

하지만 '그들'의 음모에 대해 반기를 들 용기 있는 공복(公僕)이 있었다. 미국식품의약국 백신관리국의 국장인 앤서니 모리스(Anthony Maurice) 박사였다.

"안전한 돼지인플루엔자 백신 따위가 있을 리 없다. 왜냐하면 이 병에 걸린 환자는 어디에도 없기 때문이다. 그래서 실험의 방법도 없다!"

나아가 앤서니 모리스 박사는 성명을 발표했다.

"돼지인플루엔자 백신은 100% 효과가 없다!"

그 순간, 그는 미국식품의약국에서 해고당했다.

그러나 이 폭로를 통해 돼지인플루엔자 백신에 각종 유해물질이 다량 포함되어 있다는 것이 드러났다. 발각된 것은 바이러스성 이종 단백입자, 포르말린(발암물질), 달걀 유배(幼胚)의 찌꺼기, 자당(蔗糖, 슈크로스)24), 티메로살(유기수은 화합물), 폴리소베이트(합성 계면활성제) 등 거의 80종류가 넘는다. 80종류나 되는 독물의 혼합물이 이 백신의 정체인 것이다. '중대 부작용'이나 사망자가 안

---

24) 자당 : 사탕수수와 사탕무 등에서 채취하는 설탕 성분.

나오는 것이 이상할 정도다.

그 후에도 미국식품의약국에서 갑자기 해고당한 모리스 박사에게 잔혹한 운명이 밀려온다. 해고 직후에 '특별처리반'이 출동하여 그가 사용하던 네 곳의 연구실에 일제히 들이닥쳤다. 연구실에는 그의 주장을 입증하는 수많은 실험동물이 남아 있었다. '특별처리반'은 즉시 그 동물들을 살처분했고, 박사의 연구기록을 모조리 몰수하여 소각했다. 마치 영화의 한 장면 같지만, 실제로 일어난 일이다.

그러나 모리스 박사가 목숨을 걸고 고발한 내용은 아이러니한 방식으로 증명되었다. 제약회사를 등에 업은 포드 대통령이 캠페인을 위해 전국을 한창 돌아다니는 가운데 백신의 부작용 피해가 다수 발생했고, 그 결과 제약회사가 물어야 할 배상 청구액은 합계 13억 달러에 달했다.

하지만 '그들'은 능수능란하게 세상을 속였다. 독해나 다름없는 마비증상에 '길랭－바레 증후군'이라는 '원인 불명'의 병명을 붙이고 백신이 원인이 아니라고 슬쩍 넘어갔던 것이다.

그전에도 이처럼 날조한 적이 한두 번이 아니었다. 이를테면 앞에서 서술한 스페인 감기도 그렇다. 백신 접종으로 변이를 일으킨 흉악한 인플루엔자를 전 세계에 폭발적으로 유행시킨 '그들'은 '스페인 감기'라는 병명을 날조하여 속였다.

백신의 후유증에 다른 병명을 붙여 원인 불명의 병으로 규정하는 것을 보면, 저승사자들의 교활함은 참으로 밑바닥을 알 수 없을 정도다.

■ '마이크로칩' 넣기 계획

돼지인플루엔자 소동을 조금 더 자세히 살펴보자.

이 소동의 발단은 1976년, 미군기지 안에서 젊은 병사가 사망한 일이었다. 신형 인플루엔자(H1N1)의 감염이 사인이었다. 이때를 기회 삼아 미국 정부는 세계보건기구와 미국질병통제예방센터를 동원하여 신형 인플루엔자가 미국 전역뿐만 아니라 세계적으로 크게 유행할 위험이 있다고 선동했다.

'전 국민은 예방접종을 받을 것!'

포드 대통령은 이러한 호소를 담은 텔레비전 광고를 대대적으로 내보내며 캠페인을 벌였다. 나아가 도널드 럼즈펠드 대통령 수석보좌관(나중에 조지 부시 정권에서 국방장관을 지냈다)은 전 국민을 대상으로 한 '강제 접종' 조치에 착수했다.

그 결과 안전성조차 알 수 없고 본래는 돼지용이었던 돼지인플루엔자 백신을 약 4,600만 명이나 거의 강제적으로 접종받았다. 그중 판명이 난 것만 해도 약 4천 명이 '중대 부작용'을 일으켰고, 50여 명이 사망했다. 이 참담한 결과를 얻고 백신 접종은 즉각 중단되었다. 목숨을 잃은 희생자는 다시는 돌아오지 못할 길을 떠나고 말았다.

더구나 그 후에 이루어진 조사에서 놀라운 사실이 밝혀졌다. 정부나 매스컴 모두 신형 인플루엔자의 위험성에 대해 그토록 선동했음에도 국민 중 누구 한 사람에게서도 신형 바이러스는 검출되지 않았다. "이 병에 걸린 환자는 어디에도 없다"는 모리스 박사의 증언은 옳았다.

또한 신형 인플루엔자로 죽었다고 알려진 병사도 이후의 조사에서는 보통의 계절성 인플루엔자였다는 점이 밝혀졌다. 요컨대 신형 인플루엔자의 대유행 자체가 일어나지 않았다.

당시의 미국질병통제예방센터 소장은 광고대리점과 손을 잡고 무하마드 알리라는 저명인의 이름을 이용하여 '그도 백신 주사를 맞았으니까 국민도 맞도록' 하라고 부채질했다. 하지만 1979년 CBS 텔레비전의 다큐멘터리 프로그램 〈60분 (60minutes)〉을 통해 이 선전이 새빨간 거짓말이라는 것이 만천하에 드러났다.

모든 것이 정부, 연구기관, 제약회사, 그리고 매스컴이 날조해낸 돼지인플루엔자 소동이었다. 그러나 '그들'은 질리지도 않고 2009년 완전히 똑같은 '거짓 팬데믹'을 발동시켰다. 미국 정부와 UN을 움직여 또다시 '돼지인플루엔자가 유행하고 있다'는 거짓 정보를 유포했던 것이다. 매스컴도 여기에 가담하

의료 마피아가 추진하는 '인구 삭감 계획'

여 이번에는 미국뿐만 아니라 전 세계까지 끌어넣은 돼지인플루엔자 소동으로 발전했다.

이렇게 지구적 규모의 백신 접종 계획은 시행되었다. 번역가인 다메키요 가쓰히코(爲淸勝彦)는 자신의 웹사이트에서 다음과 같이 기술했다.

이 인구 삭감과 심신마비를 목적으로 한 생물학무기 전쟁(이는 대체로 정보전의 양상을 드러내지만), 또는 전 세계 사람들을 대상으로 한 일제 주사 공격의 선전포고가 된 것이 세계보건기구가 2009년 6월 11일 오후 6시에 제네바에서 행한 팬데믹(페즈6) 선언이었다.

거짓 팬데믹 선동에 한몫을 해낸 것은 세계보건기구다. 세계의 매스컴이 세계보건기구의 발표를 그대로 흘려보내면, 사람들은 공황 상태에 빠져 백신으로 달음질친다. 실로 '그들'의 노림수가 들어맞는 것이다.

그해 11월, 미국식품의약국은 네 개 회사의 돼지인플루엔자 백신을 인가했다. 시나리오 그대로 된 것이다. 이 백신의 독성은 지독하다.

"임산부에게 접종하면 유산과 선천적 이상을 일으킬 우려가 있다."

"안전 체크는 제조 사원이 7일 동안 행했을 뿐이다."

"젖먹이는 다른 백신과 동시 접종하면 위험하다."

그런데 세계보건기구가 다음과 같은 공식 견해를 발표했다.

"신형 인플루엔자 백신에 관해 '유효'라는 데이터는 없다."

이 흉악한 계획에 양심적 저널리스트와 연구자들은 하나같이 반발했다. 저널리스트 야네 뷔르거마이스터는 돼지인플루엔자 소동이 제약회사의 금전적 이익뿐만 아니라 역시 인류를 '솎아내기' 위한 대량학살이 목적이라고 날카롭게 지적한다.

동시에 등골이 오싹한 염려도 표명한다. 예방접종과 동시에 마이크로칩의 삽입도 행해지고 있다고 말이다. 마치 SF영화 같은 소리라고 냉소할지도 모른다. 그러나 이미 의료현장에서는 다양한 종류의 마이크로칩을 집어넣는 수술을 보란 듯이 실시하고 있다. 불가능한 일도 아닌 것이다.

마이크로칩 기술의 진화는 믿을 수 없을 정도다. 그것은 모래알보다 더 작다. '파우더 칩'까지 있다. 주사로 주입해도 본인은 절대 알아차리지 못할 것이다.

야생동물의 보호나 관찰에 개체 식별을 위해 마이크로칩을 넣는 것도 흔하게 이루어진다. 환경청은 '위험 동물에게 칩을 넣는 매뉴얼'까지 작성하고 있다. 이것을 '위험인물에게 칩을 넣는다'고 바꾸어 말하면 쉽게 이해가 갈 것이다.

■ 용기 있는 여성 저널리스트의 고발

이 책에도 몇 번인가 등장하는 아네 뷔르거마이스터 여사의 위업을 소개해보자.

2009년, 그녀는 다음과 같은 인물과 조직을 미국연방수사국(FBI)에 고발했다. 세계보건기구, UN, 버락 오바마 미국 대통령, 데이비드 로스차일드, 데이비드 록펠러, 조지 소로스 등등 다수…….

그녀는 고발의 이유로 "그들은 치사에 이르는 백신으로 인구의 솎아내기를 획책하고 있다. 그 사실을 밝혔다"고 발표했다. 이렇게 현대의 세계를 지배하는 '어둠의 지배자'들이 백일하에 드러났다.

그녀에 따르면 조류인플루엔자 바이러스와 돼지인플루엔자 바이러스 모두 백신에 의한 대량 살인을 목적으로 유전자 조작에 의해 개발되었다고 한다.

미국의 연방정부 및 주정부 상층부와 이어져 있는 국제범죄 신디케이트는 인공 인플루엔자 바이러스의 세계적 유행과 백신의 강제 접종으로 미국인 대학살을 저지를 작정이다. 그렇게 해서 대량의 사상자를 발생시켜 미국의 인구를 줄이고 UN과 UN가맹국 군(중국, 캐나다, 영국, 멕시코 등으로 이루어진 UN군)으로 미국의 통치를 옮

기려고 한다. 백스터, 노바르티 등 백신 제조사, 세계보건기구, UN 등 다양한 조직이 어떤 하나의 시스템의 일부로서 기능한다는 증거가 있다.

여기까지 읽은 독자라면 그녀의 고발에 고개를 끄덕일 것이다. 여기에서도 암약을 펼치는 앞잡이로 지목을 받는 것은 제약회사를 비롯한 빅 파머다.

그 시스템을 지휘하고 통제하는 중추 범죄조직의 작전과 자금 제공에 의해 인공 바이러스의 개발, 제조, 유포가 이루어지고 생물학무기, 즉 백신 접종을 정당화하고자 하고 있다. 그 목적은 미국인을 말살하여 북미의 자산과 자원 등을 획득하려는 것이다. 역사적으로도 전례가 없는 범죄다.

죽이고 빼앗는 것……. 이렇게 중대한 범죄를 그냥 눈감아주어서는 안 된다. 데이비드 아이크도 다음과 같이 말한다.

2009년 이후에 세계의 사람들에게 백신을 접종하기 위해 몇백억 달러나 되는 거액의 자금을 백스터, 노바르티 같은 기업에 건넸습니다. 전쟁이든, 예방접종이든, 그들의 책략이 얽혀 있는 한 자금이 부족한 일은 없습니다. 인간을 죽이는 일은 커다란 '시장'이지요. 군수산업 이야기를 들어보면 알 수 있을 것입니다.

어째서 백신에 이토록 거액의 예산을 투입하는 것일까? 보통 사람이라면 고개를 갸웃거릴 것이다. 그것은 단순한 '예방접종'이라고 오인하고 있기 때문이다. 인구 삭감을 위한 일종의 '군사 작전'이라고 생각하면 이해가 갈 것이다.

■ '걸프전증후군'의 진상이란

1990년에 일어난 걸프전쟁에서도 은밀하게 백신의 피해가 발생했다는 것을 이미 알고 있을 것이다.

이라크군의 생물화학 병기에 대응한다는 명목으로 미국, 영국, 오스트레일리아의 병사들에게 '스쿠알렌'이 들어간 탄저병 백신을 접종했기 때문이다. 스쿠알렌은 앞에서 설명했듯 불임 작용이 있는 보조제의 일종이다. 미국식품의약국에서도 인가를 내주지 않은 물질이다.

병사들에 대한 백신 접종이 거짓이 아니라는 것은 다국적군의 병사 대다수로부터 스쿠알렌에 대한 항체가 검출되었다는 사실이 발각됨으로써 증명되었다. 요컨대 다국적군 병사들은 위험한 전쟁터로 보내질 뿐 아니라 국제 의료 마피아의 '생물학적 테러'에도 노출되었던 것이다.

백신 비판의 일인자인 오스트레일리아의 비에라 샤이브너 (Viera Scheibner) 박사는 스콸렌에 대해 이렇게 경고한다.

"스콸렌은 걸프전쟁에 종군한 병사들에게서 보이는 '걸프전 증후군'이라는 반응을 일으키는 원인입니다."

병사들에게서 보이는 '걸프전증후군'의 증상은 매우 다양하다. 림프샘염, 관절염, 비정상적인 탈모, 발진, 만성피로, 만성두통, 어지럼증, 신경쇠약, 기억상실, 발작, 기분의 불안정, 정신장애, 빈혈, 다발성경화증, 만성 설사, 식은땀, 미열 등등 셀 수조차 없다. 환자 수는 20만 명 이상인데, 이미 16,000명 이상이 사망했다.

그런데 다국적군 병사 중에서도 프랑스 군인만 피해를 면했다. 왜냐하면 그들은 '인체 실험'을 확고하게 거부했기 때문이다. 지금도 프랑스 군인에게 이런 증상은 하나도 나타나지 않고 있다.

비극은 샤이브너 박사가 지적한 증상에 머무르지 않는다. 젊은 병사들은 고향에 돌아가 가정을 꾸렸다. 그랬더니 스콸렌이라는 '시한폭탄'이 의외의 모습을 폭발적으로 드러냈다. 귀환병의 아이들에게 손발의 결함을 비롯한 선천성 이상증상이 속속 나타난 것이다. 그 수가 수천 명에 이른다. 병사들에게 접종한 백신에는 확실하게 기형을 일으키는 성분이 있었다.

전쟁터로 파견된 젊은이들은 사담 후세인을 타도한다는 것 이외에도 또 하나의 역할이 있었다. 그것은 신형 백신의 '인체 실험'이었다. 그 부작용은 지금까지도 귀환병들을 괴로움에 빠뜨리고 있다.

일찍이 미국의 잡지 《라이프》에 '걸프전증후군'에 관한 특집이 실린 적이 있었다. 나는 지금도 그 잡지의 표지가 머릿속에서 떠나지 않는다. 해병대의 제복을 걸친 젊은 아버지가 선천성 사지이상이 있는 아들을 품에 안은 사진이었다. 그의 눈길에는 절망과 슬픔이 깃들어 있었다. 마치 충성을 서약한 조국에 대한 무언의 항의가 담겨 있는 것 같았다.

■ 파시즘은 '슬그머니' 다가온다

현재 미국의 아이들은 의무적으로 최대 35회나 백신을 접종해야 한다. 그 속에는 113종의 병원입자, 59종의 화학물질, 4종의 동물세균이 들어 있다.

"예방접종을 받지 않는 아이는 학교에 올 수 없다."

미국의 아이들은 이런 무시무시한 압력을 받고 있다. 인터넷에서는 다음과 같은 보호자의 외침도 들려온다.

"다른 아이의 안전을 위해 접종을 받아야 한다는 세뇌 활동이 이루어지고 있어요. 그들은 접종을 받지 않은 것이 범죄라도 되는 것처럼 비난하지요. 하지만 나는 오히려 접종을 받게 하는 것 자체가 범죄라고 생각합니다."

백신의 강제 접종을 획책하는 곳은 미국 말고도 더 있다. 프랑스도 예외 없이 전 국민에게 백신을 강제하기 위한 극비계획을 진행했다. 그 내용을 상술한 내부 문서가 세상에 드러났다.

이미 그 문서는 프랑스 각지의 행정기관과 사법 당국 등으로 송부되었고, 후생대신을 비롯한 각료의 서명도 확인되었다. 또한 비슷한 문서가 세계보건기구의 모든 가맹국에도 흘러 들어갔다고 한다. 그 내용은 전율할 만큼 끔찍하다.

① 정부는 의료 종사자, 의학생, 군의 위생병에게 백신 접종을 강제할 수 있다.

② 국내 전역에 '예방접종센터'를 설치한다. 의사의 관여는 일절 인정하지 않는다.

③ 아이들에 대해 특별팀을 구성하여 학교에서 접종할 수 있게 한다.

이 계획을 꾸린 것은 당시의 대통령인 니콜라 사르코지였다. 데이비드 아이크에 의하면 그는 이스라엘의 정보기관인 모사드(Mossad)의 공작원이었다고 한다.

전 국민에게 백신을 접종시키기 위해서는 자발적으로 접종을 받는 사람을 대폭 늘릴 필요가 있다. 이를 위해서는 접종을 거부하는 사람을 소외시키고 나쁜 사람으로 몰면서 사회 전체의 이익에 따라야 한다고 공격해야 한다. 이야말로 '분단 지배'의 전형적인 예다.

이른바 '전체주의자의 도둑 걸음'이라는 수법이다. 파시즘은 살금살금, 야금야금 단계를 거쳐 다가온다. 정신을 차려보면 이미 때가 늦어 있다. 그러한 움직임은 세계적으로 만연해 있다.

미국

취학 전 아동에게 공적인 예방접종을 시키는 것을 법률로 의무화했다. 매사추세츠주에서는 신형 인플루엔자 백신을 거부하면 하루에 1,000달러의 벌금과 30일의 구류 처분을 받는다. 그 외에도 몇몇 주에서 강제접종법을 논의하고 있다.

영국

이미 1853년부터 웨일즈 전역에서 천연두 예방접종을 법적인 의무로 부과하고 있다. 위반한 자에게는 벌금을 물린다.

프랑스

신형 백신을 전 국민에게 강제로 접종시키는 법안을 준비 중이다.

오스트레일리아

예방접종을 법적으로 의무화했다. 자신의 아이에게 백신 접종을 거부한 부부가 경찰의 수사를 피해 도망하여 세계적인 뉴스가 되었다.

일본

전후, 백신의 접종은 법적으로 정한 의무였다. 그것을 1977년에 개정하여 벌칙을 폐지했고, 1994년에는 '의무'에서 '장려'로 변경했다. 예방접종법에는 "대상자는 예방접종을 받도록 힘쓰지 않으면 안 된다"고 되어 있다.

미국의 디트로이트에서는 학생이 돼지인플루엔자 백신을 접종하면 '상품'으로 피자를 선물했다. 행정부가 피자 체인점과 손을 잡고 접종률 80% 이상인 학급의 전원에게 피자를 제공한다는 제도다.

더욱 노골적인 방식도 있다. 미국의 매사추세츠주 의회의 상원은 '인플루엔자 팬데믹 법안'을 가결하여 감염증의 유행이 발생할 때 주지사의 독단으로 다음과 같은 권한을 주의 위생

국장, 경찰, 의료 관계자들에게 부여한다고 한다. 물론 '유행'이
날조된 것이라고 해도 관계없다.

① 사람들에게 예방접종을 강제할 권한

② 영장 없이 개인의 주거에 들어갈 권한

③ 사람들을 강제 격리할 권한

④ 격리 명령을 위반하는 자를 영장 없이 체포할 권한

⑤ 법률 위반자에게 하루 천 달러의 벌금 또는 투옥할 권한

실로 파시즘이 아니면 무엇이란 말인가.

비슷한 법률은 미국 각 주로 확산되고 있다. 플로리다주, 워
싱턴주, 아이오와주, 노스캐롤라이나주에서도 이런 법안이 가
결되었다. 그뿐만이 아니다. 데이비드 아이크는 '세계적 규모
로 똑같은 법안을 계획하고 있다'고 전한다.

물론 일본에서도 '강 건너 불구경'이 될 수 없다. 영국이 종두
를 폐지한 지 30년이 넘는데도 일본은 유해무익한 접종을 강
요해왔다.

우리는 이런 역사를 망각해서는 안 된다.

7장

아이들의 생명과 미래를
지키기 위하여

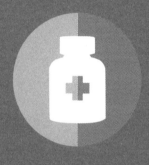

▪ 로버트 멘덜슨 의사의 고백

미국인의 사망 원인 중 1위는 무엇일까. 정답은 '의사'다. 뉴욕의 비영리법인 '미국영양연구소'의 창립자인 게리 눌(Gary Null) 박사의 계산에 따르면 의사 때문에 사망한 사람은 연간 약 78만 명이다. 2위는 심장병인데, 70만 명을 넘는다. 실로 '의료 살육'이라 할 만하다. 백신도 그 일환이다.

'민중을 위한 의사'라고 일컬어지는 미국의 로버트 멘덜슨은 잘 알려진 소아과 의사다. 그의 저서 《의사가 환자를 속일 때 (Confessions of a Medical Heretic)》(컨템퍼러리북스)는 미국에서 30만 부를 넘는 베스트셀러를 기록한 바 있다.

그는 백신뿐만 아니라 현대의료의 모든 것에 비판의 화살을 돌린다.

"현대의학의 신은 '저승사자'다."

현대의학은 저승사자가 지배하는 '종교'로 타락하고 있다. 병원은 '죽음의 교회'이며 환자는 저승사자의 제단에 바쳐지는 희생양에 불과하다고 저자는 단언한다.

로버트 멘델슨 의사는 현대의학 중에 평가할 만한 것은 응급 치료뿐이라고 말한다. 그러나 그것은 의료 전체의 10%에 불과하다. 나머지 90%는 만성병을 대상으로 삼는다. 만성병에 대응하는 대증요법, 약물요법, 임기응변적인 수술 등은 무력할 뿐 아니라 심각한 부작용을 초래한다.

지상에서 90%의 의료가 사라지면, 사람들은 틀림없이 건강하고 장수하며 행복한 삶을 보낼 수 있다. 이것이 나의 신념이다.

이 말의 근거는 무엇일까. 이스라엘의 병원들이 전국적으로 파업을 일으켰을 때 얻은 데이터가 있다. 파업을 벌이는 동안 전국의 사망자 수가 반으로 줄어든 것이다. 그리고 파업을 종료하자마자 사망자 수가 예전으로 돌아갔다.

"의사는 파업을 계속해야 한다. 영원히⋯⋯."

멘델슨은 병원이라는 이름의 '죽음의 교회' 안에서 성수의 의식이 행해진다고 말한다. 통상적인 교회의 신자들에게는 '신성한 물'을 뿌리지만, '죽음의 교회'에서는 '독이 든 물'을 뿌리는 것이다. 구체적으로는 다음 네 가지를 꼽을 수 있다.

① 예방접종(백신)

② 불소화합물을 첨가한 물

③ 정맥 내에 주입하는 액(링거와 수혈)

④ 질산은(Silver Nitrate)

위의 네 가지는 모두 안전성이 의심스러운 것이므로 사용해서는 안 된다고 멘델슨은 단언한다. '독이 든 물'로 꼽히는 것 중에 맨 처음에 오는 것이 바로 예방접종으로 주입하는 백신이다.

■ '죽음의 교회' 사제, 록펠러재단

유스터스 멀린스는 저서 《의료 살육》에서 다음과 같이 주장한다.

위험성에 대한 경고나 반대 의견을 철저하게 무시하면서 이 네 가지 성수를 미국인에게 의무화하기 위해 19세기 전반에 걸쳐 분투한 것이 바로 록펠러재벌이었다.

'죽음의 교회'에 군림하는 최고 권력자가 바로 록펠러재벌이다. 저자는 직접 이름을 거론하며 비판한다.

'죽음의 교회'는 성스러운 백신에 의해서만 감염증을 피할 수 있다고 선전한다. 그렇게 하면 의학의 기적이 일어나 평생 감염증에 걸리지 않는다고 부르짖는다. 우리는 이런 가르침에 의심조차 품을 수 없다. 그래서 '종교'인 것이다.

본래 사람의 몸은 병에 대항하기 위한 면역 기능을 타고났다. 그것을 의학적으로는 '항상성 유지기능(homeostasis)'이라고 부른다. 이 기능은 우리에게 '자연 치유력(natural cure)'을 부여한다.

유스터스 멀린스는 예방접종이 이런 메커니즘을 역행하는 행위라고 비판한다. 실제로 근대부터 현대에 이르기까지 세계의 의학은 자연 치유력을 살리는 '참된 의학'을 공격하고 탄압하며 비극의 길로 돌진해왔다.

그것도 역시 록펠러의 독점체제가 초래한 일이다. '그들'은 이권의 냄새에 민감하다. 그들의 예민한 후각은 일찍이 제너가 시도한 종두라는 수법에 반응했다.

"이것은 분명 막대한 부를 가져다줄 거야!"

백신을 자신의 의료 독점체제에 끼워 넣는 것은 시간문제였다. 이리하여 수많은 예방접종 프로그램이 현대의학의 치료법으로 확립되었다.

■ 젊은이의 '돌연사'는 왜 발생하는가

"근년 들어 젊은이 중에 돌연사하는 사람이 많아졌다."

예방접종의 권위자인 영국의 의사 허버트 스노(Herbert Snow) 박사는 이렇게 지적한다. 그가 걱정하는 젊은이의 돌연사는 다음과 같은 경우를 가리킨다.

특히 술자리나 파티 후에 심장발작으로 숨을 거두는 사람이 많습니다. 나는 이러한 돌연사 가운데 약 80%는 어릴 적에 맞은 예방접종이 원인이라고 확신합니다. 예방접종이 원인이 되어 성장 후 심각한 심장병을 앓을 수 있다는 사실은 잘 알려져 있습니다.

이야말로 몸속에 집어넣은 '시한폭탄'이 아닌가. 그것도 증거는 추호도 남지 않는다. 갑자기 죽은 젊은이에게 검시관이 달려온다. 사망 원인이 어릴 적에 접종한 예방접종이라고는 누구도 알아차리지 못할 것이다.

유스터스 멀린스는 다음과 같이 쓰고 있다.

스노 박사의 경고는 의학 교과서에도, 건강 관련 책에도 실려 있지 않습니다. 정평이 난 의사가 경고하는 것을 최대한 많은 사람에게 알려야 합니다.

로버트 멘덜슨 의사는 백신이 심장병의 하나인 대동맥 판막 협착증을 일으킨다고 경고한다.

"백신에 들어 있는 각종 첨가물도 문제다. 하지만 그 이전에 약해진 균을 체내에 집어넣는 것 자체가 위험하다."

백신에는 정체불명의 첨가물이 약 100종류 가까이 배합되어 있다. 체내에 주입하면 독물의 상승작용으로 무슨 일이 일어난다 해도 전혀 이상하지 않을 정도다. 미국의 내과의사인 바트 클라센(Bart Classen) 박사는 자신의 역학 연구를 바탕으로 소아당뇨병의 79%는 백신이 원인이라고 고발하고 있다.

더한 것도 있다. 근년에 문제가 되고 있는 '유아돌연사증후군'(SIDS)도 백신이 원인이라는 보고가 있다. 이미 해외에서는 전문가에 의해 정식으로 역학 조사도 실시하고 있다.

한편, 일본에서는 이제까지 아무런 대책도 강구하지 않았다. 그런데 HIB 백신 및 소아용 폐렴구균 백신의 접종으로 28명의 젖먹이가 사망했다. 이런 비극이 자주 발생하자 드디어 후생노동성도 겨우 꿈쩍거렸다.

2012년 '백신 접종과 영유아의 돌연사에 관한 역학조사 평가 검토회'가 발족했고, 소아 백신과 영유아 돌연사의 연관에 대한 첫 역학조사가 발걸음을 뗐다. 이해 12월에는 전국적인 조사에 착수했다. 그렇다고 해도 대책이 지나치게 때늦은 것은 아닐까.

▪ 백신을 거부한 사람은 암에 걸리지 않는다

예방접종과 발암의 연관성을 지적하는 의사는 적지 않다. 미국 인디애나주의 W. B. 클라크(Clarke) 박사도 그중 한 사람이다.

암이라는 병은 종두를 강제하기 이전에는 거의 알려지지 않았습니다. 이제까지 나는 적어도 200명의 암 환자를 진료했는데, 그들 전부가 종두를 접종했습니다. 한편, 종두를 접종하지 않은 환자 가운데 암에 걸린 사람은 한 사람도 없었습니다.

실로 놀라운 증언이다. 종두, 즉 천연두의 예방접종은 예방해야 할 천연두를 폭발적으로 증가시킬 뿐만 아니라 암을 유발할 우려도 농후한 것이다.

이 사실에 유스터스 멀린스도 놀라움을 감추지 못한다.

결국 우리는 미국암협회가 거액의 연구비와 오랜 세월을 들여 추구해온 것을 손에 넣었다. 이 사실이야말로 철저하게 조사해야 할 대발견이 아닌가.

현대의학에 '세뇌'를 당한 의사들로부터는 '근거 없는 말'이라는 냉소가 날아들 것 같다. 그래서 멀린스는 '철저하게 조사

아이들의 생명과 미래를 지키기 위하여

해야 한다'고 주장하는 것이다.

종두를 접종한 그룹과 접종하지 않은 그룹을 비교하는 작업을 통해 본격적으로 역학조사를 실시해야 한다. 그러면 백신과 발암의 연관성을 입증할 수 있을 것이다.

백신의 '의약품 첨부 문서'를 들여다보면, 거의 대부분 포르말린을 방부제로 배합하고 있다. 이는 두말할 필요 없는 발암물질이다. 백신 접종이란 공공연하게 발암물질을 체내에 주입하는 행위인 것이다.

비슷한 폭로는 이것 말고도 더 있다. 미국의 버지니아주에 사는 H. R. 바이비(Bybee) 의사는 이렇게 말한다.

예방접종은 병이나 건강 피해의 가장 커다란 원인입니다. 암, 매독, 구순포진[25] 등 많은 질환의 직접적 원인이 되고 있습니다.

역시 그도 예방접종이 암을 유발할 수 있다고 단언한다.
"의료관계자는 예방접종이라는 '서비스'를 베풂으로써 보수를 벌어들일 뿐 아니라 장차 그들을 찾아올 '훌륭한' 미래의 환자를 생산하고 있다."

바이비 의사는 백신이 '시한폭탄'이라는 것을 똑똑히 꿰뚫어

---

25) 구순포진 : 입술에 작은 물집이 다발성으로 발생하는 질환으로 단순포진 바이러스(헤르페스 바이러스)에 감염되어 나타나는 바이러스성 감염 질환이다.

보고 있다.

샌프란시스코의 의사인 J. M. 피블스(Peebles) 박사는 다음과 같이 규탄한다.

> 예방접종은 단지 성장기 아이들의 건강에 중대한 위협을 가하는 데 그치지 않는다. 미국 시민의 의료 선택의 자유도 짓밟고 있다. 경악스럽기 짝이 없는 잔혹 행위다. …… 천연두를 예방한다는 '기적의 신앙' 때문에 짐승에서 추출한 림프액으로 인간의 혈액에 독을 넣는다. 실로 19세기 최대의 오점이다.

▪ 어둠에 묻힌 '예방접종 금지조례'

한탄만 하고 있으면 미래는 전혀 보이지 않는다. 유스터스 멀린스는 희망도 보여준다.

> 지금은 거의 잃어버렸지만, 자유를 지키려는 미국의 기개가 높았던 시대에는 전제적인 중앙집권 정부가 어린이들에게 강권적으로 폭력 행위를 행사하려고 하면, 각지에서 반대의 목소리가 들끓었다.

아이들의 생명과 미래를 지키기 위하여

이런 빛나는 예가 바로 1909년에 매사추세츠주 의회가 제출한 '강제 예방접종 금지 조례'다. 이 조례의 제1조는 다음과 같다.

어떠한 교육위원회, 공중위생국, 공공위원회든 어린이 또는 성인에게 예방접종을 강제하거나, 온갖 공립과 사립학교에서 학생 또는 교사에게 재적의 전제 조건으로 예방접종을 강요하는 것은 위법행위로 간주한다.

얼마나 자랑스럽고 든든한 조문인가. 인권과 건강을 지키려는 기개가 느껴진다. 예방접종의 해악을 숙지하고 있던 의사가 입안했을 것이다. 그러나 당시에도 이미 '그들'은 이 조례를 파묻어버릴 만큼 막강한 힘을 갖고 있었다. 멀린스는 다음과 같이 말한다.

조례안은 표결에 붙여지지도 않았다. 록펠러 집단은 미국의 모든 주 의회를 지배하기 위해 '주 연락회의'를 시카고에 설치했다. 이후 이 연락회의의 명령에 따르지 않는 주 의회는 하나도 나오지 않았다.

지금도 '그들'은 지구적인 규모로 동일한 지배구조를 확대시키고 있다.

백신의 강제에 대해 용기를 갖고 맞서 싸운 사람들은 또 있다. 미국의 찰스 M. 히긴스(Charles M. Higgins)라는 인물은 25,000달러의 사비를 들여 세계 각국의 데이터를 수집했다. 그는 1920년에 그 결과를 《예방접종의 공포를 밝힌다(Horrors of Vaccination Exposed And Illustrated)》라는 저서에 정리해놓았다. 여기에 밝혀놓은 결론은 충격적이기까지 하다.

"최근 15년간, 뉴욕에서는 종두접종에 의한 사망자 수가 천연두 자체에 의한 사망자 수를 웃돌고 있다."

그는 이 충격적인 사실을 뉴욕주와 시 보건당국에 던져주고 회답을 구했다. 그러나 행정 당국은 굳게 침묵을 지킨 채 대답을 해주지 않았다. 공무원들도 눈에 보이지 않는 '어둠의 힘'에 조종을 당하고 있기 때문이다.

참고로 일본의 용기 있는 고발자로는 이 책에 자주 등장한 모리 히로코 박사를 제외하면 거의 찾아보기 힘들다.

■ 생물학무기 '조류인플루엔자'의 맹위

미국의 저널리스트 윌리엄 엥달(William Engdahl)은 1997년 조류인플루엔자 소동도 세계보건기구가 얽혀 있는 고의였다고 폭로한다. 데이비드 아이크, 야네 뷔르거마이스터 등이 지적했듯 윌리엄 엥달도 조류인플루엔자 바이러스는 유전자 조작에 의해 만들어진 인공 바이러스로 단정 짓고 있다.

2009년 3월, 멕시코에서 인플루엔자 증상을 호소하는 사람들이 속출했다. 미국질병통제예방센터는 환자에게서 검출된 바이러스를 철저하게 조사하여 그해 4월에 중대 발표를 했다.

"유행하고 있는 것은 HINI 인플루엔자다."

이리하여 전 세계를 휩쓸어버린 조류인플루엔자 바이러스 소동에 불꽃이 붙었다.

매스컴의 대대적인 보도에 의해 '그들'이 작당한 대로 전 세계가 공황 상태에 빠졌다. 멕시코 정부는 감염자의 급속한 확대에 당황하여 모든 학교에 휴교령을 내렸고, 미국에서도 텍사스주의 모든 학교에 휴교령을 내렸다. 사람들은 앞다투어 백신을 구하려고 발버둥 쳤다.

이 소동이 한창일 때 조류인플루엔자를 '배포한 의혹'을 고발하는 증언이 난무했다.

HINI형은 세계의 어디에서도 발견되지 않았던 완전한 신종입니다. 이 바이러스는 이전의 연구소 안에서 배양한 것입니다.

텍사스주의 댈러스 보건당국에 있는 존 카를로(John T. Carlo) 박사가 공식적 기자회견에서 말한 내용이다. 조류인플루엔자는 어떤 의도로 제조해놓고 시기를 기다려 연구소 안에서 배양해 보관해두었던 것이다. 당연히 기자회견장은 술렁거렸다.

그러면 왜 팬데믹에 이르렀을까. 이는 누군가가 마구 뿌려댔기 때문이다.

인도네시아 보건부의 시티 파딜라 수파리 장관은 결정적인 고발서를 출판했다. 《조류인플루엔자, 배후의 '신의 손'》이라는 제목이다. 인도네시아에서는 2009년 6월 시점에 조류인플루엔자에 의한 사망자가 115명에 달했고, 세계에서도 최악의 피해 상황이 벌어졌다.

이 책에서는 미국과 세계보건기구가 조류인플루엔자의 유행을 이용하여 이익을 얻고자 국제적 규모의 음모에 가담해 있다고 통렬히 비판했다. 나아가 다음과 같이 폭로했다.

"인도네시아가 미국에 제출한 H5NI형 바이러스의 샘플은 군사 병기의 개발 시설로 전송되었다."

이렇게 생물학무기를 제조하려는 미국의 계획까지 폭로했다. 정부의 중추에 있었던 인물이 미국과 세계보건기구를 지목하여 비판한 것이다. 그러나 미국을 비롯한 세계의 매스컴은 용기 있는 수파리 장관의 고발서 자체를 묵살했다.

생물학무기라고 하면 사스도 기억에 새롭다. 2002년 11월, 중국의 광둥성에서 시작된 이 감염증은 다짜고짜 전 세계를 패닉 상태로 몰아넣었다.

사스는 38도 이상의 고열이 지속되는 것이 특징이다. 중증으로 발전하면 자력 호흡이 불가능해지면서 죽음에 이른다. 환자에게서는 코로나바이러스가 검출되었다. 그러나 유전자 배열이 통상의 코로나바이러스와 비교해 40~50%나 달랐다. 연구자들은 입을 모아 '자연계에서 이 정도의 변이가 일어날 순 없다'고 단언한다.

결정적인 증언을 한 사람은 러시아 의학 아카데미의 세르게이 콜레스니코프(Sergei Kolesnikov) 박사다. 이 특이한 바이러스는 어떤 특정 조건을 갖춘 실험을 통하지 않으면 만들어질 수 없다고 한다. 그리고 이렇게 결론을 내린다.

사스는 홍역과 유행성 이하선염이라는 두 가지 바이러스를 인공적으로 합성한 것으로 볼 수 있습니다.

도대체 왜 이런 무서운 것을 만들어냈을까. 목적은 단 하나, 생물학무기 말고는 달리 짐작 가는 곳이 없다.

과학자들이 이렇게 증언했음에도 역시 세계의 매스컴은 '인공 바이러스설'을 완전히 무시했다. 어떤 거대한 어둠의 힘이 작용했음이 틀림없다. 조류인플루엔자도 다를 바 없다.

■ '에이즈 바이러스'도 인공적으로 만들어졌다

에이즈 바이러스도 미국 군부가 개발한 생물학무기다. 독일 홈볼트대학의 제이콥 시걸(Jacob Segal) 명예교수와 그의 아내 릴리(Lilli Segal) 박사는 저서《악마의 유전자 조작》에서 이 사실을 밝혔다.

에이즈 바이러스를 개발한 것은 앞에서 소개한 포트 데트릭이다. 731부대와 아주 긴밀한 관계가 있는 연구소다. 에이즈 바이러스는 유전자 조작에 의해 제조한 첫 인공 바이러스라고도 일컬어진다.

완성을 이룬 바이러스는 생물학무기로서의 성능을 시험해야 했다. 그래서 형무소에 복역 중인 죄수들을 대상으로 인체 실험을 시행했다. 그런데 '효과'는 미열이 나는 정도에 그쳤다. 그래서 군사적 용도로서는 부족하다는 판단이 내려졌다. 실험은 중단되었고 죄수들은 석방되었다.

하지만 그로부터 약 1년 후, 뉴욕에서 세계 첫 에이즈 환자가 출현했다. 이 인공 바이러스의 잠복 기간이 꽤 길었던 것이다. 죄수 중에는 동성애자, 주사기를 사용하는 마약 상습자도 많았기 때문에 감염은 점점 퍼져나갔다.

미군 당국은 초조했다. 에이즈 바이러스의 개발은 초극비 군사기밀이었기 때문이다. 그래서 고육지책으로 에이즈를 아프

아이들의 생명과 미래를 지키기 위하여

리카의 긴꼬리원숭이에서 유래하는 풍토병이라고 날조했다. 물론 새빨간 거짓말이었다.

소름 끼치는 일은 이 거짓 정보를 보강하기 위해 에이즈 바이러스를 섞어 넣은 천연두 백신을 예방접종이라는 명목으로 몇백만 명이 넘는 아프리카 사람들에게 주사기로 주입했다는 것이다. 이렇게 미군이 꾸며놓은 대로 아프리카 대륙에서 에이즈 환자가 폭발적으로 나왔다. 또한 아프리카에서 최초로 에이즈 환자가 등장한 곳은 천연두 백신을 집단으로 접종한 곳과 일치한다.

이 사실을 추궁한 세계보건기구는 에이즈 바이러스에 '감염'된 천연두 백신이 존재한다는 것을 공식적으로 인정했다. 1992년, 빌 클린턴 정권 때에는 에이즈가 들어간 백신을 모두 회수하라는 지시를 내렸다. 그러나 그것이 생물학무기라는 점은 인정하려고 하지 않았다. '실수로 혼합했다'는 어설픈 변명으로 시종일관했다.

더욱 끔찍한 일은 바이러스 제조에 관여한 과학자와 내부 고발자가 하나하나 사라지고 있다는 사실이다. 누군가에게 살해당하거나 사고나 병으로 의문사하거나 실종되었다. 그래서 진상규명이 더욱 힘들어지고 있다.

정치권력과 결탁한 거대 제약 마피아는 그런 짓쯤은 아무렇지도 않게 자행한다. 등골이 오싹한 이런 현실을 그려낸 것이 2005년에 공개한 영국의 영화 〈콘스탄트 가드너(The Constant Gardener)〉다. 국제 제약 거대자본의 이면을 알아버린 인권운동가가 참살당하고, 그녀의 남편도 진상을 좇다가 음모에 휘말린다. 꼭 봐야 할 영화다.

일본에서도 똑같은 비극이 일어나고 있다. 1970년대 후반부터 1980년대에 걸쳐 발생한 '약해(藥害) 에이즈 사건'이 그것이다. 에이즈 바이러스가 섞인 혈액제제를 투여한 약 1,800명의 혈우병 환자가 에이즈에 감염되어 그중 600명 이상이 귀중한 생명을 잃었다.

결국 실수라는 식으로 처리하여 넘어갔다. 그러나 알 수 없는 일이다. 당시부터 혈우병과 에이즈의 관련을 지적하는 소리는 상당히 있었고, 이미 안전한 가열 제제의 임상 치료도 이루어졌다. 한마디로 전문가들은 대부분 에이즈 감염의 위험을 알고 있었다.

여기에는 명명백백한 '살의'가 깔려 있다. 약해 에이즈 사건도 세계 각지에서 몰래 실행에 옮긴 에이즈 확대 작전의 일환이 아니었을까. 그 목적은 말할 나위도 없다. 세계적 규모의 인구 삭감이다.

거대 제약 마피아는 팬데믹을 이용하여 일확천금을 노렸다. 다시 말해 에이즈 백신을 개발한 것이다. 임상 치료에는 수천 명의 자원봉사자들이 참가했다. 이른바 합법적인 인체 실험을 한 것이다. 결국 이 백신에 예방 효과는 없다는 것이 밝혀져 계획은 좌절하고 말았다.

그러나 사태는 그것으로 끝나지 않았다. 이 백신은 예방은커녕 에이즈의 감염 리스크를 높인다는 사실이 알려졌다. 미국, 페루, 브라질, 아이티, 자메이카, 남아프리카공화국 같은 나라에서 임상 치료를 실시했다. 즉 이들 나라에 임상 치료로 에이즈에 감염된 사람들이 다수 있다고 추측할 수 있다. 만약 본인이 감염 사실을 알아채지 못했다면, 에이즈의 재앙은 걷잡을 수 없이 퍼져나갔을 것이다.

1928년에 체결한 제네바 의정서의 정식 명칭은 '질식성 가스, 독성 가스 또는 이와 유사한 가스 및 세균학적 수단의 전쟁의 경우, 사용 금지에 관한 의정서'라고 한다. 명칭에 나타난 대로 에이즈 바이러스 같은 생물학무기는 '인도적으로 잘못된' 것이므로 국제적으로 금지되어 있다. 물론 미국도 체결 국가로서 이 의정서에 도장을 찍었다.

그렇지만 그것은 명분에 지나지 않는다. 미국만 그런 것이 아니다. 이 조약에 조인한 모든 나라가 은밀하게 생물학무기와 화학 병기를 계속 연구하고 있다. 모르는 것은 그 나라의 국민뿐이다.

■ 공포를 부채질하여 백신을 팔아치운다

이러한 거짓 팬데믹은 대개 사람들의 공포심을 볼모로 잡는다. 《조류인플루엔자의 선동(The Great Bird Flu Hoax)》이라는 저서에서 의사인 조지프 메르콜라(Joseph Mercola) 박사는 말한다.

모든 것의 공통점은 단 한 가지, 퍼져나간다는 공포다. 미국의 조지 W. 부시 대통령은 조류인플루엔자로 적어도 20만 명이 죽는다느니, 최악의 경우 미국에서만 200만 명이 죽는다느니 하면서 사람들을 패닉 상태로 몰아넣었다. 이 가공의 거짓말 때문에 미국은 즉각 8천만 명분의 타미플루를 구입했다.

인플루엔자의 특효약으로 알려진 타미플루의 부작용은 이미 많은 사람이 알고 있을 것이다. 뇌 중추에 작용하는 위험한 약이므로 자살, 환각, 호흡 마비 등으로 사망한 예가 속출한다. 그뿐만이 아니다. 조지프 메르콜라 박사는 다음과 같은 두려운 음모도 고발하고 있다.

"타미플루는 다량의 '불임 성분'이 들어 있는 인플루엔자 백신입니다."

불임 성분의 약이란 앞에서 소개한 '폴리소베이트 80'을 가리킨다. 그것이 메르크사의 자궁경부암 백신보다 100배나 더

많이 배합되어 있다고 한다. 요컨대 타미플루를 먹으면 아이를 갖지 못할 우려가 적지 않다.

이렇게 꾸며진 조류인플루엔자 소동으로 크게 한탕 해먹은 사람이 있다. 조지 부시 정권 아래에서 국방장관을 역임한 도널드 럼즈펠드라는 분이다.

일찍이 럼즈펠드는 타미플루의 특허를 가진 길리어드 사이언스(Gilead Sciences)사의 회장이었다. 부시 정권에 입각하기 위해 회장직은 사임했지만 그 회사의 대주주였고, 조류인플루엔자가 유행할 때에는 그 회사 주가가 뛰어올라 막대한 부를 챙겼다. 나아가 미군 병사용으로 5,800만 달러어치의 타미플루를 구입한 사실도 보도된 바 있다.

일본에서도 당시의 총리였던 고이즈미 준이치로가 미국에 꼬리를 흔들었다. 후생노동성은 '신형 인플루엔자 대책 행동계획'을 긴급 발표하여 일본인 25%가 병에 걸리고 64만 명의 사망자가 나올 가능성이 있다고 북을 치고 나팔을 불었다.

국민은 공포에 떨었다. 실로 조지프 메르콜라 박사가 말하는 '퍼져나간다는 공포' 그 자체였다. 고이즈미 내각은 각료회의 결정만으로 수백억 엔의 혈세를 투입하여 2006년도 안에 타미플루의 비축을 완료했다. 일설에 의하면 세계의 타미플루 중 90%가 일본에 집중되어 들어왔다고 한다. 고이즈미 내각은 부작용의 문제를 우려해 세계적으로 보이콧을 당한 타미플루를

국비로 대량 구입한 것이다.

세계보건기구는 시종일관 '대유행을 저지하려면 백신을 접종하는 수밖에 없다'고 선전해왔다. 그러나 다른 한편에는 이런 사실이 존재했다.

"비타민D에는 백신의 5배나 되는 인플루엔자 감염예방 효과가 있다."

이 뜻밖의 사실은 이미 과학적으로 증명되었다. 세계보건기구도 당연히 알고 있었을 것이다. 그런데도 이렇게 유효한 방법을 사람들에게 권한 적은 한 번도 없다.

왜냐하면 값싼 비타민D로는 돈벌이가 되지 않기 때문이다. 이 한 가지만 보더라도 세계보건기구가 누구의 이익을 최우선으로 여기는지를 확실히 알 수 있다.

■ 맹독 바이러스를 백신에 섞는다?

2009년, 충격적인 뉴스가 전해졌다. 백신에 몰래 초강력 독 바이러스를 섞어 넣었다는 것이다. 그것도 인플루엔자 백신에 강독성의 조류인플루엔자 바이러스가 잠입해 있었다!

다음은 캐나다의 신문 〈토론토 선〉의 특종 기사를 요약한 것이다.

아이들의 생명과 미래를 지키기 위하여

백스터사는 계절성 인플루엔자 백신(H3N2) 속에 전혀 관계가 없고 불활성 처리도 하지 않은 강독성의 조류인플루엔자 바이러스(H5N1)를 섞어 넣었다. 이 사실은 백신을 구입한 체코의 연구자가 실험용 족제비한테 주사했다가 전부 몰살한 사건을 통해 우연히 발각되었다. 이를 보도한 체코의 신문에 대해 당초 백스터사는 기밀사항이라며 답변을 거부했다. 그러나 나중에 '인위적 실수'임을 인정했다.

그러나 이들 바이러스를 취급할 수 있는 곳은 공기감염 방지 조치가 필요하다고 알려진 생물안전등급(Biosafety level) 레벨 3이라는 안전 기준에 의해 엄격하게 관리하고 있는 특수한 시설뿐이다. 시판용 백신에 진짜 바이러스를 섞어 넣는 '인위적 실수' 따위는 절대로 있을 수 없다. 한마디로 '고의적으로 섞어 넣었다'고 할밖에……

왜 바이러스를 그냥 뿌려대지 않고 백신에 섞어 넣었을까. 실은 이 강독성 바이러스는 자연적인 감염으로는 옮기기 어렵다. 그런데 백신을 사용하여 직접 체내에 주입하면 거의 확실하게 발병한다. 치사율이 무려 60%에 이른다.

이 '치사성 백신'은 이미 세계 18개국으로 수출되었다. 만약 체코의 연구자가 이 사실을 알아채지 못했다면 어떻게 되었을지, 상상만으로도 오싹하다. 아마도 스페인 감기를 능가할 만

큰 폭발적인 팬데믹을 불러일으켰을지도 모른다. 수억 명 규모의 엄청난 희생자를 낳아 세계의 인구 삭감에 크게 공헌했을 것이다. '그들'의 인공적인 인구 말살 계획은 아슬아슬하게 저지당했던 것이다.

백신을 제조하는 제약회사조차 그 정체가 생물학무기라는 것을 반쯤은 인정한다. 이를테면 메르크사의 책임자는 어떤 텔레비전 프로그램에서 "훨씬 이전부터 암 바이러스(SV40 등)를 섞고 있다"고 이야기했다. 인터뷰를 한 사람은 캐나다의 토론토대학에서 교편을 잡고 있는 의학사의 권위자 에드워드 쇼터(Edward Shorter)였다. 지나치게 센세이션을 불러일으킨 탓인지 프로그램은 도중 하차당했다.

왜 백신에 위험한 암 바이러스를 섞어야만 할까? 말할 것도 없이 접종자에게 암을 발병시켜 세계 인구를 삭감하기 위해서다.

■ 세계에 뿌려져 있는 살인 바이러스

백신에 섞지 않고 바이러스 자체를 뿌리는 경우도 적지 않다.

작가인 기쿠카와 세이지(菊川征司)의 《인플루엔자를 뿌리는 사람들》(도쿠마쇼텐)에는 다음과 같은 지적이 나와 있다.

2004년 9월부터 2005년에 걸쳐 아시아 감기 바이러스(H2N2형)가 '잘못하여' 전 세계의 연구소로 보내지는 사건이 일어났습니다.

미국 오하이오주의 머리디언 바이오사이언스(Meridian Bioscience)사가 50년쯤 전에 유행한 H2N2형 바이러스 종을 미국 및 세계의 바이러스 연구소로 발송했다고 인정한 것이다. 이를 고발한 것은 캐나다의 국립미생물학연구소였다. 이 회사는 고발에 대해 '위험하지 않을 거라 생각했다'고 필사적으로 변명했다.

하지만 이 바이러스는 아까 나온 바이러스를 섞은 백신과 마찬가지로 'BSL' 레벨3의 시설에서 관리했다. 그만큼 감염력이 강하고 흉악한 바이러스다. 아무리 생각해도 '위험하지 않을' 리가 없다.

그 전에, 인류에게 참화를 초래할 바이러스를 다루는 전문가가 '착각'이라고 변명한들 용서될 리 없다. 거기에는 분명히 다른 의도가 숨어 있다.

약 50년 동안 전 세계에 존재하지 않았던 바이러스가 머리디언 바이오사이언스사의 '착각' 때문에 연구소의 시험관 밖으로 튀어나왔다.

나아가 비슷한 유출 사건이 속속 일어났다. 2008년 미국 일리노이주에 본사를 둔 백스터사의 '착오'가 드러났다. H5N1(to 감염 바이러스), H3N2(돼지 감염 바이러스), A형 바이러스(사람 감염 바이러스)라는 세 종류의 바이러스가 들어간 '백신 원료'가 세계 18개국의 백스터사 연구시설로 보내진 것이다.

이 심각한 사건도 캐나다 국립미생물학연구소가 공표했다. 백스터사는 '착오였다'고 변명하기에 급급했다. 그러나 '착오'로 이런 일이 벌어질 것인가. 여기에도 딴 뜻이 숨어 있다고 생각하는 것이 자연스럽다.

세계 각지로 살인 바이러스를 보내는 진짜 의도는 무엇일까? 말할 것도 없이 뿌려대기 위해서다.

기쿠카와 세이지 작가는 다음과 같이 걱정을 드러낸다.

어떤 사건을 보더라도 제약회사의 '착오'였다며 불문에 부치고, 거대 매스컴은 조금도 문제 삼지 않습니다. 그러나 같은 일이 이전에도 일어났을 가능성이 아주 높고, 앞으로 일어나지 말라는 법도 없습니다.

■ '켐트레일'의 공포

'켐트레일'은 비행기를 이용하여 하늘에서 세균, 바이러스,

화학 물질을 뿌리는 극비의 군사행동이다. 그 공격 대상은 자국의 국민이다. 도대체 무엇을 위해? 이런 사실을 처음으로 안 사람이라면 입을 다물지 못할 것이다.

이 극비 작전에는 군부, 정부, 제약회사 등 삼자가 관여하고 있다. 군부의 목적은 생물학무기의 실험이고, 정부의 목적은 인구 삭감이며, 제약회사의 목적은 병을 만들고 약을 팔아 이익을 챙기는 것이다. 백신의 목적과 어쩌면 이토록 똑같을 수가 있을까!

군부는 하늘에서 바륨, 알루미늄, 인플루엔자 바이러스 등을 대기 중에 살포한다. 바륨은 우울병, 알루미늄은 알츠하이머의 원인이 된다. 인플루엔자 바이러스는 얼어붙기 때문에 인공섬유에 부착하여 살포하고 있다.

바이러스를 뿌림으로써 사람들 사이에 감염증이 유행한다. 그것은 이후 백신의 대량 접종으로 이어진다. 감염증과 백신의 해(害) 때문에 정부는 의도대로 인구를 삭감할 수 있다.

백신과 의약품을 팔아먹은 제약회사는 돈방석 위에 앉는다. 백신에는 불임제, 병이 생기는 바이러스가 들어 있다. 인구 삭감은 더욱 진행된다. 이리하여 끝없이 쳐놓은 덫이 국민을 옭아맨다.

앞에 나왔던 'THINKER'는 다음과 같이 쓴다.

영국에서는 2002년에 국방장관이 40년에 걸쳐 국민을 표적으로 세균 살포를 실험해왔다는 것을 인정하는 성명을 발표했습니다. 이것은 영국자유민주당 노먼 베이커(Norman Baker) 의원이 시민의 요구에 따라 켐트레일에 대한 정부의 답변을 재차 요구한 결과 이끌어낸 공식 성명입니다.

켐트레일이라고 하면 당치도 않은 음모론이라고 냉소를 던지는 사람도 있을 것이다. 그러나 이렇게 영국 정부는 그 존재를 공식적으로 인정하고 있다. 40년에 걸쳐 자국민에게 생물학적 테러를 실시했다는 것을 국가가 인정한 것이다.

공개한 보고서에는 과거의 생물학무기 실험이 상세하게 적혀 있었다. 그에 따르면 영국 정부는 1940년부터 1979년까지 40년 동안, 구소련의 생물학적 테러 대책이라는 명목으로 국민을 대상으로 생물학무기를 실험해왔다고 한다. 실로 국민에 대한 생물학적 테러다.

하지만 세계의 미디어는 그 사실을 일절 보도하지 않았다. 세계의 미디어도 '어둠의 힘'에 완전히 지배당하고 있기 때문이다. 물론 일본도 완전히 정보를 통제당하고 있다.

그러나 구미에는 켐트레일에 반대하는 시민단체가 다수 존재한다. 이것이 일본과 다른 점이다. 그들은 과감하게 정부를 비판하여 포스터를 작성하는 등, 널리 시민에게 이를 알리고

아이들의 생명과 미래를 지키기 위하여

있다.

"켐트레일을 중지하라!"

"하늘을 쳐다보라!"

"켐트레일을 인터넷으로 검색해보자!"

생사를 걸고 필사적으로 호소하는 목소리가 들리는 듯하다. 켐트레일에 의한 인류 말살 계획을 강 건너 불구경하듯 보고만 앉아 있을 수는 없다. 일본에서도 이미 실시하고 있다. 자위대나 미국 또는 둘의 공동 작전일 것이다. 하늘을 올려다보기 바란다. 종횡으로 몇 가닥이나 선을 그리는 이상한 비행기구름이 보인다면, 그것이 바로 켐트레일이다.

■ 솎아내기 정책에 맞서야 한다

미국의 버락 오바마 정권에서 대통령 보좌관(과학기술 담당)을 역임한 존 P. 홀드런(John P. Holdren)이라는 남자는 "지구에 가장 적당한 인구는 10억"이라고 당당하게 주장하고 있다. 그는 1977년에 저술한 공저 《에코사이언스》에서 구체적인 방법까지 제안했다.

- 식량, 마실 물에 불임제를 섞음

- 투약에 의한 대규모 불임화
- 강제적인 임신중절
- 정부에 의한 신생아 몰수
- 임신을 막는 체내 임플란트의 투입

실로 악마적인 '솎아내기 정책'이다. 그것을 미국의 대통령 보좌관이라는 사람이 자신의 저서에서 당당하게 주장하는 것이다.

이미 '그들'은 악마와 거래하고 있다고밖에 볼 수 없다. 이리하여 백신의 깊은 어둠을 들여다보면, 거기에는 인간의 일이라고는 생각도 못할 지옥 같은 광경이 펼쳐져 있다. 우리는 이런 현실을 직시해야만 한다.

우리는 눈을 크게 뜨고 전율할 만한 현실을 주위 사람들에게 전해야 한다. 비록 자그마한 소리일지라도 젖 먹던 힘까지 내어 알려야 한다.

그것이 우리 아이들이나 손자를 구원하고 미래를 구원하는 한 걸음인 것이다.

'세뇌의 지배'에서 눈을 뜨자!

"설마……."

이 책을 다 읽고서도 아직 반신반의하는 사람이 있을 것이다. 나조차 취재와 집필 과정에서 몇 번이나 믿을 수 없는 일이라고 고개를 설레설레 저었다.

백신이 생물학무기라니? 이런 소름 끼치는 일이 있을 수 있을까? 인류를 10억 명으로 줄인다니? 그런 악마 같은 속셈이 실제로 존재할까? 그러나 취재를 해나가면 해나갈수록 악마는 현실적 존재로 다가왔다.

"사소한 거짓말은 금방 들통 나지만, 거대한 거짓말은 영원히 들통 나지 않는다."

이는 아돌프 히틀러가 쓴 《나의 투쟁》에 나오는 글귀다.

'세계는 보이지 않는 커다란 힘에 지배당하고 있다'고 말하

238

면 금세 '음모론'이라고 야유하며 냉소를 날리는 사람들이 있다. 그런 심정도 모르는 바 아니다. 누구나 추한 것을 보고 싶지는 않다. 무서운 이야기는 듣고 싶지 않다.

왜냐하면 불쾌해지기 때문이다. 속이 살살 쓰리고 뒷목이 뻣뻣해진다. 피가 거꾸로 솟는 것처럼 머리가 뜨거워진다.

"시끄러워! 듣고 싶지 않아!"

어느덧 핏대를 올리며 소리치는 자신의 모습을 깨닫는다.

왜 이토록 불쾌한 것일까. 그것은 당신의 인식이 혼란스러워지기 때문이다. 인식의 혼란은 동시에 '생리의 혼란'을 일으킨다. 그러면 교감신경이 긴장한다. 교감신경이 긴장하면 '불쾌 호르몬'이라 불리는 아드레날린이 분비된다.

아드레날린은 독사의 3~4배나 되는 독성을 갖고 있다고 한다. 그 독이 혈액을 타고 우리 몸속을 돌아다닌다. 그래서 불쾌해진다.

우리는 이른바 '상식'에 따라 사회생활을 영위한다. '상식'이란 한마디로 선입견을 말한다. 글자 그대로 뇌의 서랍 속에 처음으로 넣어둔 '관념'이 선입견이다.

관념이란 한마디로 뇌를 움직이는 소프트웨어를 말한다. 그 프로그램에 따라 우리는 일상을 살아간다. 그러나 그 프로그램과 이질적인 정보를 입력하면 뇌는 혼란을 일으킨다. 그러면 긴장감과 불쾌감이 생겨나 반사적으로 그 정보를 부정한다.

이렇게 우리 인간은 선입견이라는 '상식'을 지키고 있다. 선입견은 언젠가는 '고정관념'이 된다. 그때는 지렛대를 써도 동하지 않는다.

지구를 지배하는 '어둠의 세력'이 백신이라는 생물학무기로 인구삭감을 꾀하고 있다. 인류는 '그들' 거대자본에 의해 사육당하는 가축이다.

처음 이런 말을 듣는 사람에게는 경천동지할 이야기일 것이다. "말도 안 되는 엉터리!", "불안을 부채질하지 마!"라며 화를 낼지도 모른다. 이는 당신의 '상식'이 흔들렸기 때문이다.

그러면 당신의 '상식'은 어떻게 형성된 것일까. 그것은 외부에서 온 정보다. 구체적으로는 교육과 미디어가 입력한 정보다.

거꾸로 말하면 교육과 미디어만 조작할 수 있으면 사람들의 '상식'을 자유롭게 컨트롤할 수 있다. 인간은 '정보의 동물'이라고 한다. '정보'를 주무를 수 있다면 인간을 마음먹은 대로 주무를 수 있게 된다.

이것을 속되게 '세뇌' 또는 '마인드컨트롤'이라고 부른다.

뇌의 서랍에 넣어둔 '선입견', 즉 상식을 리셋하지 않으면 새로운 소프트웨어를 집어넣을 수 없다. 이 책을 읽으면 분명 당신이 알던 백신에 대한 상식이 무너질 것이다. 현대의료에 대한 신뢰도 사라질 것이다. 어떤 의미로는 절망적이다. 그러나 상식의 폐허에서 희망이 싹트고 숨 쉬어 하늘을 향해 커나갈 것이다.

그것이야말로 당신의 뇌를 움직이는 '새로운 소프트웨어'인 것이다.

백신이나 의약, 메스, 방사선 등에 의존하는 현대의학은 지금 요란한 소리를 내며 붕괴하고 있다. 지구적 규모의 교활한 사기, 악랄한 살육을 더 이상 허용해서는 안 된다.

의료 붕괴의 지평 저편에는 미래의 새로운 의료가 광명을 띠고 있다. 그것은 대자연이라는 우주가 우리에게 선물해준 생명력을 진정 살리는 의학이다.

이 책이 '참된 의학'에 이르는 자그마한 길잡이가 되기를 바랄 따름이다.

후나세 슌스케

백신 피해로 세상을 떠난 모든 분의 명복을 빕니다.

예방접종이 백해무익하다고요?

코로나바이러스 범유행과 예방백신의 의미

어느 해보다 심각한 위기감 속에서 새해를 맞이할 것 같습니다. 2020년 1월 20일 〈의협신문〉은 "국내에서도 신종 코로나바이러스 감염증, 이른바 '우한 폐렴' 확진자가 나왔다"는 기사를 발표했습니다. 그리고는 중국 우한과 연관이 있는 사람이 고리가 되어, 대구를 중심으로 확진자가 폭발적으로 늘기 시작했습니다. 다행히 지자체와 의료인들의 헌신적 노력에 힘입어 3월 2일 하루 1,062명이 확진된 것을 정점으로 확산세가 누그러져 5월 6일에는 2명이 확진되는 수준으로 줄었습니다.

새로운 감염원의 유입을 차단하고 숨어있는 확진자를 찾아내 격리해야 코로나 사태를 마무리할 수 있었을 것입니다. 그런데도 정부는 위축되어가는 경기를 두고 볼 수 없다며 방역의 고삐를 풀어놓았습니다. 특히 하계 휴가철을 맞아 8월 27일 하루 확진자 441명으로 정점을 찍을 때까지 꾸준하게 확산되었다가 겨우 확산세를 추스르는 2차 유행을 겪어야 했습니다.

2차 유행은 1차 유행 때처럼 확진자가 급감하지 않았습니다. 이미 무증상 확진자가 지역사회에 광범위하게 퍼진 것입니다. 코로나 검사를 확대하여 무증상 감염자를 찾아내는 선제적 방역 대책이 미흡했던 것이 결국 화근이었습니다. 10월 중순부터는 하루 평균 100명 이상의 확진자가 나오더니 11월 중순경 하루 200명을 돌파하면서부터는 확진자가 급증했습니다.

2020년 코로나 감염을 통제하는 과정을 보면 감염 확산을 차단하면서 경기 하락도 막겠다는 정책 방향, 즉 '두 마리 토끼를 잡는다'는 방향을 가지고 있는 것 같습니다. 하지만 전염병과 경기는 두 마리의 토끼가 아닙니다. 일단 전염병을 완벽하게 통제해야 경제도 살릴 수 있는 것입니다. 즉 코로나 통제를 최우선 순위에 두는 정책을 추진했어야 한다는 것입니다.

2020년 코로나 감염의 통제가 어려울 수밖에 없는 이유는 치료제가 없을 뿐 아니라 예방백신도 없었기 때문입니다. 우한에서 시작한 코로나감염이 중국 국경을 넘어 전 세계로 걷잡을 수 없이 확산되면서부터 예방백신과 치료제 개발이 시작되었습니다. 출발이 늦었던 것에 비하면 다행히 어느 정도 유효한 수준의 예방백신 개발이 완료되어 12월 8일 영국에서 일반인을 대상으로 한 대규모 예방백신의 접종이 시작되었습니다.

12월 25일에 우리나라에도 코로나 백신이 도착했지만, 이는 우리 정부가 수입한 것이 아니라 주한 미군에게 접종할 백신으로 미국 정부가 보낸 것입니다. 뒤늦게 코로나 백신 확보에 나선 우리 정부는 12월 24일 얀센으로부터 600만 명분, 화이자로부터 1,000만 명분 구매를 계약했습니다. 하지만 계약한 백신은 2021년 말에나 들여올 수 있을 것으로 전망됩니다.

이들 제약사가 임상시험을 하던 때에 이미 미국이나 유럽 국가들은 입도선매하여 전체 인구의 2배를 상회하는 물량을 확보했습니다. 그동안 우리 정부는 손을 놓고 있었던 것입니다. 미국을 비롯한 유럽 국가들은 물론 일부 중동, 중남미 국가, 말레이시아, 싱가포르 등 30여 개 국가들이 이미 지난해 말부터 대규모 코로나 예방접종을 시작했습니다.

우리 정부는 그동안 K-방역의 성과를 홍보하는 일에는 열심이었지만, 코로나 사태를 마무리할 결정적인 무기를 확보하는 데는 관심을 쏟지 못하는 우를 범한 것 같습니다. 그러면서도 다른 나라에서 시작한 예방백신접종의 결과를 보아 안전성과 유효성이 입증되면 그때 가서 백신 구매를 고려할 생각이었다는 방역 당국의 설명은 공허해 보입니다. 방역 당국의 이런 입장을 지원하려는 생각에서인지 코로나 백신을 먼저 접종한 나라들에서 들려오는 부작용 사례들을 대대적으로 보도하는 언론도 있었습니다. 우리 정부와 언론의 이러한 행보가 바로 이 책을 쓴 저자에게는 중요한 자료가 될 것입니다.

영국에서 코로나바이러스에 대한 대규모 예방백신 접종이 시작되었다고는 하지만, 백신의 효능과 안전성에 대한 국민들의 신뢰는 그리 높지 않다고 합니다. 2020년 12월 초 프랑스에서 코로나 백신을 맞겠다는 사람은 54%에 불과했다고 합니다. 광견병과 탄저병 등에 대한 백신을 만들어 전염병을 극복할 수 있는 기반을 다진 루이 파스퇴르의 조국이 프랑스라는 사실이 믿어지지 않을 정도입니다.

우리나라에서는 아직 조사된 바가 없습니다만 필자 주변에서도 '코로나 백신을 맞아야 할까?'라고 묻는 사람들이 적지 않습니다. 특히 코로나와 독감이 같이 유행하는 상황을 고려하여 지난가을 정부가 추진한 독감 예방접종에서 108명이 숨졌던 사실이 영향을 미쳤던 것 같습니다. 방역 당국은 독감 예방접종을 받고 숨진 108명이 예방백신과의 인과관계가 확인되지 않았다는 결론을 내놓았습니다. 그러나 일반 국민들은 이런 설명을 깔끔하게 받아들이지 않는 듯합니다.

이 책을 읽을 때 고려할 점

독감 예방접종과 관련한 사망 사건이 있었고, 코로나의 범유

245

행을 차단할 수 있을 것으로 기대하는 예방백신의 접종을 앞둔 민감한 시기에 이 책을 어떻게 평가할 것인가를 두고 많은 생각이 오갔습니다. "백신의 3대 목적은 '감염시키기', '병에 걸리게 하기', '빨리 죽게 하기'입니다. 실로 생물학무기이며, 어린이들의 몸에 집어넣는 '시한폭탄' 그 자체입니다"라는 입장에서 쓴 책이기 때문입니다.

필자는 기본적으로 전염병의 범유행을 막을 수 있는 유일한 길이 백신이라고 생각합니다. 따라서 이 책의 기획 의도에는 동의할 수 없습니다. 그런데도 이 글을 쓰는 이유는 이 책을 추천하기 위해서라기보다는 이 책을 읽는 분들이 고려할 점을 짚어볼 필요가 있겠다 싶어서입니다.

앞서 말씀드린 것처럼 이 책의 저자는 예방백신이 백해무익할 뿐만 아니라 무서운 독이기 때문에 맞아서는 안 된다고 생각합니다. 게다가 예방백신은 의료 마피아가 추진하는 세계인구 축소 음모의 일환이라는 음모론까지 내놓습니다. 그러나 세계인구 축소 음모에 관한 구체적이고도 정확한 증거를 저자는 뚜렷하게 제시하지 못합니다. 의료 마피아의 실체나 혐의도 불분명하게 서술됩니다.

이 책에서는 주로 자궁경부암을 예방하기 위한 목적으로 접종하는 HPV(Human Papilloma Virus, 인유두종 바이러스)에 대한 예방백신과 독감으로 알고 있는 인플루엔자 바이러스에 대한 예방백신의 문제를 주로 다룹니다.

읽다 보면 백신이 위험하다는 저자의 주장을 뒷받침하는 자료만 인용한다는 것을 알 수 있습니다. 그 자료들이 대부분 신뢰도가 높지 않다는 것도 알 수 있습니다. 환자나 환자 가족의 주장이 많고, 자료 역시 객관적으로 검증이 된 논문은 별로 없을 뿐 아니라 언론 매체에 나온 이야기 혹은 개인적 면담에서 들은 이야기가 주류를 이룹니다.

몇 가지 사항만 짚어보겠습니다. 검진에서 진단되는 암은 암이 아니라는 이야기를 먼저 생각해봅니다. 정의가 없는데 암을 어떻게 진단하느냐는 저자의 질문에 (병리과 전문의들은) '기분'에 따라 진단한다는 게이오대학 의학부의 곤도 마코토 씨의 답변은 병리과 전문의의 명예를 크게 훼손하는 주장입니다.

병리과 전문의들은 '기분'에 따라서 진단을 내리지 않습니다. 관련 분야의 전문가들이 오랜 논의를 거쳐서 정한 진단 기준을 적용하여 암으로 진단하는 것입니다. "이상하게 생긴 것은 전부 암이라고 해두게"라고 병리과에 지시하는 외과 의사는 절대로 있을 수 없을 뿐 아니라, 외과 의사가 그런 요구를 한다고 해서 그대로 해주는 병리과 의사도 없습니다. 병리과 전문의는 병원에서 '임상 의사를 가르치는 의사'라는 위치에 있습니다.

또한 자궁경부암이 인유두종 바이러스 감염과 유관하다는 사실은 의학적으로 이미 입증되었습니다. 인유두종 바이러스에 감염되면 자궁경부의 상피세포에 이형성(정상 세포와 암세포의 중간 형태를 보이는 세포들이 나타나는 현상)이 일어납니다. 이형성이 자궁경부의 상피 세포층을 모두 차지하면 상피내암으로 진단합니다. 상피 내에 머물던 암세포가 어느 단계를 넘어서면 상피층의 기저막 아래로 뚫고 내려가는데, 이때부터 침윤성 자궁경부암이 됩니다. 그런데 저자는 상피내암과 자궁경부암이 무관하다고 주장합니다. 이처럼 저자의 주장은 잘못된 의학 정보를 인용하기도 한다는 점을 고려해야 합니다.

예방접종을 받고 부작용이 생기는 경우도 환자의 일방적인 주장만으로 부작용이라 하기 힘든 점이 있습니다. 예를 들어 자궁경부암 백신에 관한 사항을 살펴보겠습니다. 일단 부작용이 발생한 사례를 보면 몇백 명이나 된다고 합니다만, 예방접종을 받은 사람 가운데 부작용 사례의 비중이 크지 않습니다. 가령 서바릭스의 경우 273만 명이 접종을 받았고, 제약회사와 의료기관이 보고한 부작용 사례는 1,681건으로 0.06%입니다. 그 가운데 심각한 사례는 88건으로 0.003%입니다.

물론 심각한 사례가 많지 않으니까 무시하자는 이야기는 아닙니다. 환자의 신체적, 정신적 상태에 따라서 부작용이 발생할 가능성은 있습니다. 그러므로 저자가 인용했던 것처럼 의약품의 첨부 문서에는 의약품의 효능은 물론 접종 후에 나타날 수 있는 부작용의 종류까지 상세하게 적어놓는 것입니다. 의약품을 개발하는 과정에서 혹은 시판 후에 드러난 부작용까지 모두 취합하여 적어놓기 마련입니다.

따라서 첨부 문서를 읽다 보면 예방접종을 절대로 받아서는 안 될 것처럼 느껴질 수 있습니다. 그래서 이런 점을 고려하여 예방접종을 받을 때는 기저질환 등을 면밀하게 파악한 후 접종 여부를 결정해야 하는 것입니다.

이 책에서 새겨야 할 점

예방백신의 부작용 사례를 20세기 초반에 이르기까지 광범위하게 조사했다는 점은 인정받아 마땅합니다. 과거에는 예방백신을 개발하는 과정에서 당시까지 알려지지 않았던 문제들이 시판 후에 드러나는 경우도 있었습니다. 최근에도 페루 국립보건원이 중국에서 개발한 코로나바이러스 예방백신 시노팜으로 임상시험을 하던 중에 참가자 한 명에게서 길랭-바레 증후군이 생겨 임상시험을 중단했다는 소식이 있었습니다.

예방백신을 접종한 뒤에 초 급성 과민반응이 나타나 사망하는 경우도 있고, 급성 산재성 뇌척수염이 생기기도 합니다. 예방백신을 접종하고 이런 부작용이 생긴다는 사실은 최근에야 알려졌습니다. 따라서 이런 부작용이 우려되는 환자, 예를 들면 알레르기 체질을 가진 사람은 초 급성 과민반응이 나타날 수 있기 때문에 접종을 금하거나 접종 후에 충분한 시간 동안 세심하게 이상 반응을 관찰해야 하는 것입니다.

독감 백신이 효과가 없다는 주장이 전혀 틀리지는 않았다는 점도 밝혀둡니다. 통상 독감 백신은 최근 몇 년 동안 세계적으로 계절 독감을 일으킨 독감 바이러스의 유행 추이를 검토하여 당해 겨울에 유행할 것으로 예상되는 독감 바이러스의 변이형을 가지고 제조됩니다. 따라서 예측하지 못한 변이형이 유행할 경우 백신 효과가 떨어질 수밖에 없습니다.

2020년 겨울의 경우에는 코로나가 유행하는 상황에서 독감 바이러스도 같이 유행하면 코로나 감염환자와 독감 감염환자를 구분하기가 어려우리라는 예상 때문에 독감 예방접종을 확대하여 실시한 것입니다. 다행히 겨울에 들어설 때까지 독감이 대규모로 유행하지는 않았습니다. 이는 많은 국민들이 개인위생에 신경을 썼을뿐더러 마스크 착용이 생활화되면서 독감을 예방하는 효과가 커진 덕분이라고 해석할 수 있겠습니다.

세계보건기구를 비롯하여 선진국의 보건당국이 조류인플루엔자나 돼지독감 등 신종 독감에 민감하게 반응하는 이유는 20세기 초반 세계를 공포에 몰아넣은 스페인 독감의 악몽 때문입니다. 이 책의 저자는 스페인 독감이 제1차 세계대전에 출정하는 군인들에게 독감 예방백신을 강제로 접종시켰기 때문에 생겨서 확산된 것이라고 주장합니다.

하지만 스페인 독감은 처음 발생하여 확산되는 과정에서도 원인을 찾지 못하다가 최근에서야 원인 바이러스를 규명할 수 있었습니다. 당시 사망하여 동토에 묻혀 있던 사체에서 바이러스를 분리함으로써 밝혀냈지요. 당시까지만 해도 병원체조차 확인되지 않은 상태였으므로, 백신을 만들어 접종했기 때문에 발병한 것이라는 설명은 틀린 이야기입니다.

스페인 독감은 지구상에서 희생자를 내지 않은 곳이 없을 정도로 광범위한 확산세를 보였습니다. 그렇기 때문에 이후에 독감이 유행하면서 확인된 인플루엔자 바이러스를 가지고 백신을 제조하여 독감의 범유행을 차단하려고 전 세계가 노력하였습니다. 저자도 지적한 것처럼 1976년 미국에서 유행한 독감이 스페인 독감과 유사하였기 때문에 즉각 독감 백신을 개발하여 대규모 접종을 시행하였습니다. 예방접종을 시행하고서 길랭-바레 증후군 환자가 늘어 금세 1천 명이 되었습니다. 그때까지 인구 1백만 명당 한 명꼴로 발생하던 길랭-바레 증후군이 특히 독감 예방접종을 받고서 많이 발생함에 따라 독감 백신의 접종을 중단하고 인과관계의 조사에 들어갔습니다.

이 사건을 계기로 예방백신을 접종한 다음에 나타나는 이상 반응을 평가하게 되었습니다. 이전에는 부화 중인 계란의 씨눈에 바이러스를 심어 증식시킨 다음 불활성화시켜 백신을 만들었습니다. 따라서 길랭-바레 증후군을 비롯하여 독감과 유사한 전신반응을 보이는 사례도 적지 않았습니다. 최근에는 바이러스의 핵심 부분만을 추출하여 백신을 만들기 때문에 접종 후 부작용이 많이 감소하였습니다.

앞서도 말씀드렸습니다만, 예방백신을 접종하고 사망하거나 심각한 부작용을 겪는 사람들이 전혀 없지는 않습니다. 하지만 지역사회의 면역력을 일정 수준 이상으로 끌어올려 전염병의 확산을 막을 수 있고, 그럼으로써 전염병으로 인한 인적, 사회적 부담을 줄일 수 있다는 것이 예방접종의 기본 개념입니다. 따라서 부작용으로 인하여 피해를 보는 경우가 소수 있더라도 비용이나 효과를 고려하여 집단 접종을 선택하는 것입니다.

실제로 '약 안 쓰고 아이 키우기(안아키)'라는 육아 카페가 사회적으로 문제가 된 바 있습니다. 자연적으로 평생 면역을 키우려면 홍역이나 수두 예방접종을 하지 말아야 한다고 생각하는 모임이었습니다. 2015년 미국의 캘리포니아에 있는 디즈니랜드를 방문한 사람을 중심으로 홍역이 유행한 적이 있습니다. 환자들을 조사한 결과 홍역에 걸린 환자의 상당수는 앞서 안아키 카페처럼 개인적 신념에 따라 예방접종을 거부한 사람들이었던 것으로 조사되었습니다.

한편 세계보건기구(WHO)가 2015년에 펴낸 〈백신 기피에 대한 WHO의 권고〉라는 보고서를 보면, 자녀에게 백신을 제때 접종시키지 않거나 거부하는 부모들 때문에 매년 150만 명의 어린이가 전염병으로 숨지고 있다고 하였습니다.

다시 우리나라 이야기로 돌아와서 2020년 가을에 전국적으로 실시한 독감 예방접종의 결과를 보면, 2020~2021절기 인플루엔자 예방접종 사업에서 1,994만 명이 독감 예방접종을 받았습니다. 2020년 11월 28일 0시 기준으로 2,002건의 부작용이 신고되었고, 그중 108명이 사망했습니다. 기준 시점까지 사망 1건의 인과관계는 미정인 상태였고, 나머지 2,001건은 예방접종과 인과관계가 없다는 결론이었습니다.

2020~2021절기 인플루엔자 예방접종 사업은 초반에 백신의 유통 등의 문제가 있었던 만큼 신중하게 조사되었어야 할 것입니다. 방역 당국에서는 기왕에 알려진 부작용 목록과 비교하는 정도로 조사를 마무리한 것은 아닌지 모르겠습니다. 부작용 신고사례의 의미기록을 면밀하게 살펴보고 부검 역시 국립과학수사연구소의 법의관이 아니라 검역 질환의 부검에 조예가 있는 일반 병리 전문의가 맡았더라면 하고 생각합니다. 특히 질병관리본부가 질병관리청으로 승격한 만큼 방역 전방에 걸쳐 전문인력을 갖추어 대응해야 하지 않을까 싶습니다.

백신 접종, 안전하고도 효과가 있어야 하겠습니다

코로나 예방백신을 개발한 제약사는 집단접종에 사용하는

경우에 개별국가에서 면책특권을 인정해달라고 요구하고 있습니다. 아마도 1976년 미국에서 겪었던 독감 백신을 접종하고 길랭-바레 증후군으로 피해를 본 사람들이 많았던 경험에서 나온 방어책인 듯합니다.

특히 이번에 만든 코로나 예방백신은 기왕의 기술이 아닌 새로운 기술을 적용했다고 합니다. 기존의 백신은 죽거나 약해진 바이러스를 주사하여 우리 몸의 면역체계가 바이러스에 대한 항체를 만들어내도록 유도합니다. 그런데 이번 코로나바이러스 백신은 코로나바이러스의 표면을 구성하는 돌기를 만들어내는 mRNA를 지방질로 싸서 체내에 주사한다는 것입니다.

이렇게 몸에 들어온 mRNA는 세포 안으로 들어가 돌기 단백질을 생성하여, 우리 몸의 면역체계를 작동시킨다는 원리입니다. 새로운 원리에 따른 백신이기 때문에 제약사로서는 예측하지 못한 부작용이 있을 가능성에 대한 문제 제기를 차단할 필요가 있다고 본 것입니다.

이 책을 읽으면서 독자들이 백신에 대한 공포를 키우게 되지 않을까 걱정되었습니다. 2020년 가을 트윈데믹을 막기 위해 시행한 독감 예방접종을 받고 사망한 사례가 보고되면서 예방접종에 대한 불신이 높아진 점을 고려한다면, 코로나 예방접종 사업에 대한 방역 당국의 분명한 설명이 필요합니다.

특히 코로나 백신을 적기에 확보하지 못했으면서도 방역 당국은 다른 나라에서 먼저 시행한 백신 접종의 결과를 보아 안전성과 유효성을 확인한 뒤에 코로나 백신을 구매하려 했다고 해명했습니다. 이처럼 궁색한 변명을 국민들이 어떻게 생각할지 걱정입니다. 2020년 말 시작한 3차 코로나 유행은 요양시설과 요양병원 등 취약한 곳을 파고들면서 하루 10~20명씩 확진자가 치료를 받지 못하고 숨겨간 것을 기억해야 합니다.

방역 당국에서도 이 책을 읽고, 정부의 백신 정책이 국민들에게 어떻게 오해를 불러올 수 있는지 생각해보면 좋겠습니다. 백신 정책의 효과는 물론 한계점까지도 국민들에게 투명하고 상세하게 설명되어야 하겠습니다.

또한 이 책을 쓴 저자는 생명과학 분야의 책을 저술할 때는 자신의 가설에 부합하는 자료뿐 아니라 반대되는 자료를 같이 다루어 비교할 필요가 있다는 말씀을 드리는 것으로 이 글을 마무리하겠습니다.

양기화(병리학 전문의, 전 국립독성연구원 독성연구부장)

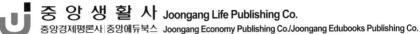

중앙생활사 Joongang Life Publishing Co.
중앙경제평론사 | 중앙에듀북스 Joongang Economy Publishing Co./Joongang Edubooks Publishing Co.

중앙생활사는 건강한 생활, 행복한 삶을 일군다는 신념 아래 설립된 건강 · 실용서 전문 출판사로서
치열한 생존경쟁에 심신이 지친 현대인에게 건강과 생활의 지혜를 주는 책을 발간하고 있습니다.

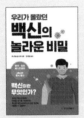

우리가 몰랐던 백신의 놀라운 비밀

초판 1쇄 발행 | 2021년 1월 25일
초판 3쇄 발행 | 2022년 7월 15일

지은이 | 후나세 슌스케(船瀬俊介)
옮긴이 | 김경원(KyoungWon Kim)
펴낸이 | 최점옥(JeomOg Choi)
펴낸곳 | 중앙생활사(Joongang Life Publishing Co.)

대 표 | 김용주
책임편집 | 백재운
본문디자인 | 박근영

출력 | 영신사 종이 | 에이엔페이퍼 인쇄 · 제본 | 영신사

잘못된 책은 구입한 서점에서 교환해드립니다.
가격은 표지 뒷면에 있습니다.

ISBN 978-89-6141-264-3(03510)

원서명 | 効果がないどころか超有害！ワクチンの罠

등록 | 1999년 1월 16일 제2-2730호
주소 | ⑨ 04590 서울시 중구 다산로20길 5(신당4동 340-128) 중앙빌딩
전화 | (02)2253-4463(代) 팩스 | (02)2253-7988
홈페이지 | www.japub.co.kr 블로그 | http://blog.naver.com/japub
네이버 스마트스토어 | https://smartstore.naver.com/jaub 이메일 | japub@naver.com
♣ 중앙생활사는 중앙경제평론사 · 중앙에듀북스와 자매회사입니다.

이 책은 중앙생활사가 저작권자와의 계약에 따라 발행한 것이므로 본사의 서면 허락 없이는
어떠한 형태나 수단으로도 이 책의 내용을 이용하지 못합니다.

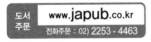
도서
주문
www.japub.co.kr
전화주문 : 02) 2253 - 4463

※ 이 도서의 국립중앙도서관 출판시도서목록(CIP)은 서지정보유통지원시스템 홈페이지(http://seoji.nl.go.kr)와
국가자료공동목록시스템(http://www.nl.go.kr/kolisnet)에서 이용하실 수 있습니다.(CIP제어번호 : CIP2020054168)

중앙생활사/중앙경제평론사/중앙에듀북스에서는 여러분의 소중한 원고를 기다리고 있습니다. 원고 투고는 이메일을
이용해주세요. 최선을 다해 독자들에게 사랑받는 양서로 만들어드리겠습니다. **이메일** | japub@naver.com